最新医学で証明された最高の食事術

ベジファーストは過去の常識
ミートファーストで本物の健康体へ！

アンチエイジング医学の第一線で世界的に活躍するドクター！
大阪大学臨床遺伝子治療学講座
特任准教授／医師
日比野佐和子

まえがき

医学や科学の常識や知識は、世界各国の様々な大学、研究機関によって日々更新されています。今も世界の何処かで健康についての新常識が発見されていることでしょう。

私たちの体を作り、健康を実現する基本となるものは毎日の食生活から反映されています。この食における栄養学も医学と同様、日進月歩でどんどん新しい発見がされています。そして、今後も発見され続けていくはずです。つまり、最新の研究によって、これまで常識とされてきた健康のための行為が、非常識なNG行為だったと後にわかるケースが少なくないのです。私たちは、医学や栄養学の発展途上に常にいます。その知識や情報も、常にアップロードされていかなくてはならないのです。

食に関する正しい知識は、何よりもあなたの健康状態を左右します。もしも、間違った情報や認識を持った食生活を続けてしまえば、病気や病気を引き起こす肥満など、健康に悪影響を及ぼす結果を招いてしまうでしょう。

食に関する健康情報は、テレビや雑誌など様々なメディアで取り上げられています。ですから、数年前にテレビで手に入れた常識は、もしかすると過去の常識であり、現在ではやってはいけない非常識な情報かどうかを見極めなくてはなりません。

本書は最新の科学や医学、栄養学のエビデンスに基づいた、食の新常識をお伝えする一冊です。とくに、多くの人が誤解している可能性がある、意外な落とし穴について重点的に解説しています。

本書の第1章では、多くの人が行ってしまいがちな食事の順序を野菜から食べる健康法（ベジファースト）について、その問題点を解説しました。そしてベジファーストに変わるお勧めの食事法が、肉から先に食べる健康法、ミートファーストです。このミートファーストのメリットや実践法については、第2章、第3章で詳しく解説しています。第4章は生活習慣編として、日常生活でよかれと思ってやってしまいがちな誤った常識と、それを覆す意外な新常識を解説しています。外食の際に気をつけたいこと、調理を行う際に覚えておきたいことは第5章、外食・調理編にまとめています。また、第6章は美容&ダイエット編。肥満が気になる人、健康長寿、美容意識が高い人は必見の内容です。

最近は書店を見ると、食事法の本が数多く並んでいます。これらはいずれも、様々な実験や調査によるエビデンスのもと、さらに監修された先生の専門分野などによって異なった内容になっているものもあるようです。

本書は、主に健康長寿や美容の観点から、その効果的な方法を集めています。ダイエットが長続きしない人、肥満で糖尿病が心配な人、年齢を重ねるにつれて病気や不調に悩まされることが増えてきた人など、多くの方々に寄り添えるよう内容を吟味しています。

ぜひ、本書を皆さんの健康長寿を実現する一助として、お役立ていただければ医師としてこれほどの喜びはありません。

大阪大学臨床遺伝子治療学講座　特任准教授／医師　日比野佐和子

もくじ

第6章 美しく痩せる、いつまでも若々しく！ 食の新常識（美容&ダイエット編）

最新医学で証明された 最高の食事術　　　**もくじ**

158 1日3食の常識を捨てる！ 1日5食がこれからの常識！？

160 糖質はシミやシワ、ニキビの原因になる

162 人工甘味料は砂糖よりも危ない！？

164 間違ったダイエットで認知症になる！

166 野菜ジュースではなく、野菜を食べよう

168 要注意！ ショウガで体が冷える！？

170 骨付き肉はダイエットに有利

172 早食いは、口臭を引き起こす！

174 夕方の間食はダメ！　太りやすい！

176 夜、食べるとなぜ太ってしまうのか

178 温かい飲み物で、冷えを招く！？

180 果物は太りにくい……はウソ！？

182 ダイエットで味覚障害になる？

184 塩辛い料理はダイエットの敵

186 老け顔の人は、長生きできない？

188 食べたら光に当たってはいけない！

190 あとがき

191 参考文献

[企画・編集・制作] 有限会社プロップ・アイ
[装丁・本文デザイン] 小野寺勝弘

本書に掲載されている健康法は、あくまでも健康な人、持病のない人に向けたものです。

持病のある人、体調の優れない人は必ず医師に相談の上、可能と判断された場合にのみ行うようにしてください。

第１章

「ベジファースト」は もはや過去の常識です！

野菜から先に食べる食事法は、もはや過去のもの！

①健康になりたいのであれば肉から食べるべき

皆さんは、「ベジファースト（食べる順番ダイエット）」という食事法をご存じでしょうか。おそらく本書を手に取っていただいたくらい健康意識の高い皆さんのことですから、内容を把握し、実践している人も多いかもしれませんね。

「ベジファースト」とは、健康維持や痩せるための食事法のひとつです。簡単にいえば、食べる順番を**「野菜など食物繊維」→「肉や魚などタンパク質」→「最後に炭水化物（糖質）」**にするといったものです。

この食事法を実践すると「無理なく痩せる」、「病気を予防できる」、「健康長寿の実現」が可能になると信じ、正しい健康常識として今でも実践をしている人は、とても多いのではないでしょうか。

でも、ちょっと待ってください。この食事法がすべての人に対して効果的な健康法だと考えるのは早計といわざるを得ません。

この「ベジファースト」の食事法は、自律神経のバランスを保ち、免疫力を上げ、健康長寿に繋げるための栄養の摂り方とは、とてもいい難いもの。健康や美容も含めて考えるうえで、無駄や矛盾が非常に多く、もはや古い常識の食事法といえるでしょう。

そこで私は、健康的な食の新常識として、「ベジファースト」ではなく、**肉をまず先に食べる「ミートファースト」を強くお勧めしたいのです。**

その理由はこの後詳しく解説していきますが、まずこの1章では、**「ベジファーストの、意外に知られていない健康落とし穴」**について解説していきましょう。

●どうして「ベジファースト」が健康食の常識だったのか

そもそも、ベジファーストがどうして健康によいとされてきたのか！　その最大の理由は、野菜（食物繊維）を先に食べることで糖質（実際には脂質やタンパク質も）

の摂取を抑え、「血糖値の急上昇を抑制することができる」ということでした。そうすることで、糖尿病をはじめ、高血圧などの生活習慣病やがんの発症を抑え、ダイエットも成功する！　とされていたわけです。

その仕組みを、もう少し詳しく解説します。

人は食べ物から糖質（ブドウ糖）を摂取することで血液中の糖濃度（血糖値）が上昇します。この糖質は、血液とともに全身へ運ばれ、それぞれの臓器や筋肉でエネルギーとして使用されます。

その働きを促進するために必要な成分が、すい臓のランゲルハンス島から分泌されるペプチドホルモンの一種、インスリンと呼ばれる成分です。

インスリンは、急上昇した血糖を抑制する（血糖値を下げる）重要な役割があります。また、細胞の増殖やタンパク質の合成を促進させる役目もあり、人が活動するためにはなくてはならない物質です。と同時に**インスリンは、糖を脂肪に変えて細胞に蓄えさせる**働きもあります。

食事の際、糖質を先に摂ったり、空腹時に甘い物をいきなり食べたりすると、血糖値が急激に上昇し、インスリンの分泌もそれに比例して増加します。

すると、体は脂肪を溜め込みやすい状態になってしまいます。

つまり、**インスリンはその分泌が多くなればなるほど、肥満になりやすくなる**といえるわけです。ベジファーストがもてはやされた理由はこれだったのです。

●食物繊維は腸内細菌の餌。健康成分であることは間違いないが…

食事の際、パンやご飯など糖質を豊富に含んでいる食品を先に食べると、血糖値が急激に上昇します。

この体の変化を防ぐために食物繊維を多く含む野菜を先に食べることで、血糖値の急上昇を少しでも抑える、というのがベジファーストの考え方でした。

実際、野菜や海藻などに含まれている食物繊維には、糖や脂質の吸収を緩やかにしたり、体外に排出しやすくするといった効果があります。

食物繊維には、整腸作用や腸内の善玉菌を増やす作用、血中コレステロール値を低下させる作用など、多くのメリットがあることも間違いではありません。

だからといって「どんな時でも食物繊維を最優先!」「ベジファーストが一番!」が食の健康常識だと考えてしまうと、足元をすくわれることになります。

それは、私たちの健康長寿の実現を妨害する理由がいくつもベジファーストにあるからです。

可食部100グラム中の食物繊維量(単位:グラム)

食品名	水溶性食物繊維	不溶性食物繊維	食物繊維総量
ライ麦パン	2.0	3.6	5.6
そば(ゆで)	0.5	1.5	2.0
さつまいも(蒸し)	1.0	2.8	3.8
切り干し大根(乾)	5.2	16.1	21.3
かぼちゃ(ゆで)	0.8	2.8	3.6
玄米ご飯	0.2	1.2	1.4
いんげん豆(ゆで)	1.5	11.8	13.3
糸引き納豆	2.3	4.4	6.7
おから(生)	0.4	11.1	11.5
キャベツ(生)	0.4	1.4	1.8
ごぼう(生)	2.3	3.4	5.7
たけのこ(ゆで)	0.4	2.9	3.3
ブロッコリー(ゆで)	0.8	2.9	3.7
ほうれん草(生)	0.7	2.1	2.8
モロヘイヤ(ゆで)	0.8	2.7	3.5
レタス(生)	0.1	1.0	1.1
生しいたけ(ゆで)	0.2	4.2	4.4

日本食品標準成分表2015年版(七訂)追補2017年 より

野菜の摂取を優先すると栄養失調になりかねない

②食物繊維は栄養素ではない

そもそも野菜などに含まれる**食物繊維は、私たちの持っている消化酵素では体内に消化吸収されません**。ですから、食物繊維は定義上では栄養素とは呼びません。

ただ、食物繊維は腸内フローラの活動を促進させ、便通を促し、免疫力を高め、有害物質の排除などのすばらしい働きがあることが認められています。そして最近では糖質、脂質、タンパク質、ミネラル、ビタミンの五大栄養素に次いで第六の栄養素と呼ばれることもあるようです。

以前は、ただの「残りカス」とまで考えられていたこともあるんですよ。

しかし、ベジファーストを実践し、パンやご飯など炭水化物や糖質よりも先にこの食物繊維を食べることで、**糖質を摂るリスクが完全になくなるわけではありません**。

●野菜を先に食べたとしても、食べた糖質が吸収されないわけではない

ベジファーストは糖質の吸収を遅らせるだけ。時間が経過することで、食べた分の血糖値が遅れてから上昇することがあります。

「先に海藻サラダをたっぷり食べたから、ご飯をお代わりしても太らない！」などという、都合のよい解釈はありえないのです。

それよりも食事の際、必要以上の食物繊維を先に摂取してしまうことで、重要な栄養素である脂質やタンパク質、ミネラル、ビタミンの吸収を阻害してしまうことのほうが、健康上とても恐ろしいことです。

ベジファーストの実践は、糖質以外の栄養素の吸収も悪くしてしまう！　最大の落とし穴はここにあります。

ベジファーストは血糖値の急上昇を防げるため、体重減少には効果的です。しかし、栄養のバランスが崩れたり、栄養が不足したりした結果、肌や髪はボロボロ、実年齢

よりも上に見られてしまうような失敗ダイエットになる確率が高いのです。
最悪、栄養失調にもなりかねないリスクがあることはしっかり認識しておきたいものです。

●食物繊維ばかりが注目されるのは、間違っている？

現在、多くの日本人は食物繊維が不足しているといわれています。そのため、食物繊維を積極的に摂取することが勧められ、厚生労働省は1日の食物摂取基準の目標値は、18歳以上70歳未満の男性は、20グラム以上、女性は18グラム以上としています（「日本人の食事摂取基準（2015年版）」）。

前項でも触れましたが、だからといって食物繊維だけを優先するのは大間違いです。消化されない食物繊維よりも、重要度でいえば**食物繊維を摂り過ぎることによって、肉に含まれるタンパク質や脂質の吸収までもを阻害してしまうほうがよほど危険な行為**だからです。

ちなみに「炭水化物＝糖質」だから太る！　と理解している人も多いと思いますが、お米やパンなどの炭水化物にも食物繊維は含まれています。

●新常識？　リコピン、βカロテンは体に悪い成分？

ところで、皆さんは、リコピンやβカロテンが体にとてもよい成分だと思ってはいませんか？

最新の科学的エビデンスによりますと、緑黄色野菜に含まれるβカロテンを抽出した飲料やサプリメントは、健康に有害な作用があるという研究報告があります。心筋梗塞や肺がん、膀胱がんのリスクを高める危険性があるというのです。

また、トマトに含まれるリコピンについても、その成分自体が健康によいという医学的エビデンスはまだないようです。βカロテンと同様に食品は健康によくてもその成分は健康を害するといった報告が今後あるかもしれません。

話は少し逸れてしまいましたが、このように科学や医学的な進歩は日進月歩、その常識が変わることは少しもおかしなことではないのです。

ベジファーストからミートファーストへ、もまた然りですね。

要注意！　ベジファーストは免疫細胞が作れない⁉

③脂質やタンパク質の吸収まで阻害する

話をベジファーストに戻しましょう。

ベジファーストが目指した「食物繊維を先に摂取することで血糖値の急激な上昇を抑えること」は、そのデメリットとして**「糖質だけでなく脂質やタンパク質など体に必要な栄養素の吸収も阻害しまう」**ことは、前項の解説で理解していただけたと思います。

ところで、脂質は、かつて健康やダイエットの敵として扱われていた成分でした。

「カロリーを必要以上に摂れば、それはどのような成分であろうが脂肪として蓄積され太ってしまう」というのは、間違った健康常識がもたらした考えだったのです。

カロリーだけで考えれば、確かに脂質は1グラムあたりのカロリー量は炭水化物の

2倍以上。炭水化物やタンパク質が4カロリーのところ、脂肪は9カロリーもあります。カロリー神話を信じれば、自ずと脂質はダイエットの敵ということになります。

でも、なぜ「かつて」と表現したか、それは脂質に対する過去の間違った常識があったからです。

●脂質はカロリーを消費させ、空腹を抑えてくれる

「カロリーが多い＝太る」という神話はもはや過去のものです。現代では、量より質を重視するようになっています。良質の**脂質はいまや適量であれば摂ることで太ることはない**ことがわかっています。

脂質は、代謝の促進や空腹中枢の抑制などが期待できます。

たとえば、食事で炭水化物よりも脂質を多く摂取する人は、摂取カロリーが多くても、**体脂肪として蓄えられにくいため太りにくいといえます。**

また、脂肪を多く摂ることで脳の空腹中枢が遮断され、**食べ過ぎを防いでくれます。**

つまり、**脂質は人が健康を維持する上でなくてはならない成分**、そして肥満との関係は、質の悪い脂質を摂取しなければ、希薄であるということがどんどん証明されているのです。

このように、肥満の大敵が脂っこい食べ物だというのは、もはや過去の古い常識です。ダイエットを目指す人が、肉を食べることに抵抗があったのは「脂身の多い肉はカロリーが多く、健康にも悪そうなので食べたくない」という間違ったイメージを持っていたからなのかもしれませんね。

●脂質には、必須脂肪酸が含まれている

良質な脂質は人間が健康を維持する上で、なくてはならない栄養素です。その理由のひとつとして、脂質の中には、前項で説明した以外にも体の中では合成することができないオメガ3脂肪酸やオメガ6脂肪酸などの必須脂肪酸が含まれているという点があります。

また、脂質は人体を構成する細胞膜や体内で分泌されるホルモンの材料などにもなっています。ビタミンの中でも**ビタミンA、D、E、K**は**脂溶性ビタミン**と呼ばれ、油に溶ける性質を持っています。**脂溶性ビタミンを吸収するためには、脂質が大きく役立っています。**

●脂質を摂取しなければ、細胞を維持することができない！

私たちの体を構成している細胞の数は、37兆個を越えているといわれています。その細胞の中には様々な病原体と戦う免疫細胞があります。そして、これらすべての**細胞の膜は脂肪でできています**。ですから、もし脂質の摂取が不足すれば、免疫細胞が作れなくなるなどの影響が避けられません。

ところで体の中で免疫細胞の働きが弱まり、正常に機能しなくなることで起こる病気の中に「がん」が存在します。

なんらかの原因で異常な細胞として発生するがん細胞は、健康な人でも毎日のように発生しています。がん細胞が発生する度に免疫細胞が、がん細胞を攻撃することにより健康を保っているのです。でも、免疫細胞の攻撃を逃れたり、免疫力が下がっていたりすると、がん細胞が増殖し、やがて集団となって大きくなります。

それこそが「がん（悪性腫瘍）」と呼ばれるものなのです。

免疫細胞はがんの発生を抑える役割を果たしています。そしてすでにがんが発症してしまった人でも、免疫細胞やがんと戦うホルモンは、**脂質などの栄養素がなくては作れません**。

健康のことを考えて極端なベジファーストを続けたせいで、十分に脂質を摂ることができなければ、**結果的に免疫細胞のパワーを弱め、健康を害することになってしまいます**。そのような食事法を皆さんは、小さな子供やお年寄りにも勧めるでしょうか。

ベジファーストを実践するか否か、よく考えてから行動するべきでしょう。

ベジファーストによって栄養素を得られないリスク、問題点はまだまだあります。

次項で解説するビタミン不足もそのひとつです。

体に必要なビタミン、タンパク質が不足する！

④肉より先に野菜を食べると、ビタミン不足に

ベジファーストは食事の最初に野菜を食べるという食事法。それは、空腹の状態で、何も入っていない胃や腸に食物繊維が入っていくことになります。

実はこの状態、脂質を摂りにくくするばかりか、**ビタミンの摂取もうまくいかなくなる危険な行為**です。

先にも解説しましたが、野菜などに含まれる食物繊維は、胃や腸の壁を覆うようにして栄養の吸収を遅らせたり、抑制することで、**糖や脂質などの栄養素の吸収を結果的に阻害**したうえ、さらに**吸着して体外に排出**してしまう働きをします。

この食物繊維の働きは、ビタミンCやビタミンB群などの水溶性ビタミンの摂取にとってはとても迷惑な行動です。

水溶性ビタミンは体内に留めておける時間が短いという性質があります。しかしもし、胃の中に消化に時間がかかるタンパク質などがあれば、水溶性ビタミンが排出されるまでの時間を長引かせ、ゆっくりとビタミンを吸収、活用できます。

もちろん胃に何も入っていない状態でも、野菜に含まれる水溶性のビタミンは体内に吸収されます。でも、その時に体がビタミンを欲していなければ、すぐに体外に排出されてしまいます。

野菜から先に食べることで、野菜の豊富なビタミンを無駄にしてしまう危険性があるということを気に留めておいてください。

●食物繊維はミネラルの吸収も阻害する

食物繊維には、食べたものの吸収を緩やかにする、または阻害する作用があります。

それは脂質や糖質ばかりではありません。

食物繊維は、カルシウムや亜鉛、マグネシウムなどミネラルの吸収も邪魔してしま

う恐れがあります。

カルシウムは骨や歯を形成するだけでなく、心を安定させたり、心臓や筋肉の働きを正常に保つという作用もあります。また亜鉛には、皮膚や粘膜の健康を維持する作用が、マグネシウムには骨の形成や神経の興奮を抑える作用があります。

美容のためにベジファーストを頑張り、肉を嫌い、食物繊維を優先して摂った結果、ミネラルが不足してしまう……。

肌や骨はボロボロ、心もピリピリしてしまい、たとえ体重が落ちたとしても、望んでいる美しさや若々しさとかけ離れた結果になってしまうかもしれません。

主要なミネラルの働き

●ミネラルとは……生体を構成する主要な4元素（酸素・炭素・水素・窒素）以外のものの総称。カルシウムやカリウム、リンなど。「無機質」とも呼ばれる。

●カルシウム……主に骨や歯を形成する。人体に最も多く含まれるミネラル。

●カリウム……体液の浸透圧の調整や、筋肉の収縮などに関わっている。

●リン……骨や歯を形成するほか、体内の様々な細胞に存在し、関わっている。

野菜から食べるだけ、では通用しない

⑤早食いするなら意味がない

多くの人は野菜の健康効果を、過信している傾向にあるのではないでしょうか。たとえば、ベジファーストを実行している人の多くは、とにかく「野菜から先に食べれば大丈夫」と考えてしまいがちです。

しかし、たとえ野菜を先に食べたとしても、食事の時間が短ければ意味がありません。食べる順序をどう変えたところで、20分もかけずに早食いをしたのであれば、胃の中ですぐに、食べた物が一緒になってしまいます。

これでは血糖値が急上昇してしまい、既に触れているように、インスリンが大量に分泌されることになります。そしてそれが、肥満の原因に……。

ベジファーストのようにただ食べる順番を気にするだけでは、ダイエット効果は得られない場合が多いのです。

●野菜からとはいえ、本当にその順番で平気？

野菜から先に食べればよい、という言葉を鵜呑みにすると大変な失敗をしてしまう恐れがあります。どんな野菜から食べてもよいわけではありません。

ポテトサラダやカボチャの煮付け、豆類などは先に食べないようにしてください。糖質を多く含んでいるため、血糖値を上げやすい性質があるからです。

ジャガイモは糖質が多いイメージがあるため、後回しにするという人は多いかもしれませんが、緑黄色野菜であるカボチャは、つい油断して先に食べてしまう場合があるかもしれません。注意が必要ですね。

ベジファーストを行っているつもりが、何の意味もないというケースは珍しいことではありません。ベジファーストはあなたの想像以上に、欠点や落とし穴が多い健康法なのです。

糖質以外の栄養素は、肥満と関係がない？

⑥肉は肥満の原因ではない

これまで解説したように、依然、当たり前のように実践している人が多いベジファーストには実に様々なデメリットがあることを多少なりとも理解していただけましたでしょうか。

本書の第2章で解説する、肉から先に食べるミートファーストであれば、このようなデメリットはすべて解決するのです。

「肉を先に食べて、本当に痩せられるの？　健康になるの？」という疑問を持たれる人もいらっしゃるでしょう。そう思われる理由の多くは、「肉は脂が多くカロリーが高いから肥満や病気の原因になる」という、根拠のほとんどない「**思い込み**」です。

これまで常識だと思っていたことが誤りだということは、よくあることです。日進月歩の医学や科学の世界では、とくに珍しいことではありません。

糖質以外は、**カロリーの高いものを食べたとしても、それが原因で太ることはほとんどないのです。** 肥満の原因の大半が、糖質を摂り過ぎることで血糖値が急上昇し、エネルギーとして使用できなかった糖質が体に脂肪として蓄積されるからなのです。

●肉を肥満の原因と考えるのは間違い！

肉に多く含まれている三大栄養素のひとつ、**タンパク質は、人の体の15～20パーセントを形成**し（ちなみに人の体の約60パーセントは水分）、筋肉や臓器、肌、髪、ホルモン、酵素、免疫物質などを作り出すとても重要な栄養素です。もし摂取不足をしてしまうと健康に及ぼす悪影響は大きく、注意が必要です。

厚生労働省では、成人男性の1日の摂取量を60グラム、女性は50グラムを推奨量としています。でも、この数値はあくまでも目安。タンパク質の量は普段あまり運動をしない人、する人。また、体格によっても変わってくるでしょう。

ただ、間違いなくいえることは、**タンパク質の摂取不足の悪影響は、筋肉量が減り、肌荒れ、抜け毛、脱毛、貧血**などの様々な健康障害を起こす可能性を高くするということです。

そう、ベジファーストによってタンパク質の吸収阻害が起きないように注意しなくてはならないことは、もうおわかりですね。

●だから、ミートファースト

多くの人に支持され、推奨されてきたベジファーストですが、健康や美容

体に脂肪がつくメカニズム

①血液中には主に食べ物から摂取した糖質から生成されたブドウ糖が存在し、生命維持のために一定量に保たれています。その血液中のブドウ糖の量が「血糖値」。

②糖質をたくさん摂ると、血液中に必要以上のブドウ糖が増えます。血糖値の上がり過ぎは体への負担となるため、余ったブドウ糖は膵臓から分泌されたインスリンの働きによって、筋肉や肝臓に蓄えられます。

③ブドウ糖が余ってしまった場合、ブドウ糖は中性脂肪に変化し、脂肪細胞に蓄えられます。

▼

結果：余分な糖質が肥満の原因になる

脂質が含まれた肉を食べたとしても、食べた物は胃の中で消化され、別の物質に変化します。摂り込んだ脂質が、直接脂肪になることはありません。

のことを考えれば、安易に行ってよい健康法とはいい難いものです。

これまで解説してきたベジファーストの問題点を回避し、美容や健康長寿を実現させる方法がミートファースト、肉から順番に食べる食事法です。

肉を悪者扱いしてはいけません。もちろん、どんな栄養素にも適量というものがあります。過剰摂取はNGですが、正しい食べ方をすれば、健康や美容に役立つ大変心強い食材なのです。

さて、第2章からは、いよいよミートファーストについて詳しく解説していきます。

決して難しい理論ではありません。ちょっとした食生活の工夫だけで、様々な病気のリスクを低減できます。

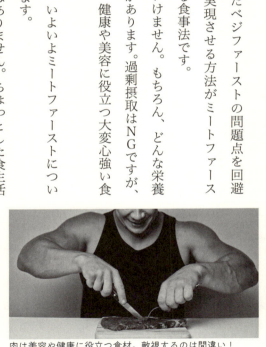

肉は美容や健康に役立つ食材。敵視するのは間違い！

第２章

時代は、ミートファースト！

血糖値スパイクや不定愁訴、
鬱を改善する

新・食事術
食べる順番は、肉からが正解！ミートファーストの健康への恩恵とは？

これまで1章ではベジファースト、つまり食事の際に野菜を先に食べることで起こり兼ねない、数々の健康被害を解説してきました。

そして、野菜を先に食べる食事法では、私たちの健康を維持するための食事法として適さない内容がとても多いことを理解していただけたと思います。

では、具体的にどうすればよいのか。答えは簡単です。1章の冒頭でも触れましたが**「ミートファースト」を新しい食事法**、食の常識として実践することで解決します！

これから本章では、ミートファーストのメリットを中心に詳しく解説していきますが、その前に概要を押さえておきましょう。

●食の新常識！　ミートファーストのメリットは大きく3つ

●肉から食べれば、病気にかかりにくくなる！（病気予防）
●肉から食べれば、健康的なダイエットができる！（メタボ予防）
●肉から食べれば、老化を防ぎ、若々しくいられる！（健康長寿）

右の3つの項目が、ミートファーストの**3大健康メリット**です。

あまりに大まか過ぎて、理想を掲げただけのものと誤解されそうな項目ですが、すべて本当のことです。

その理由は、ミートファーストを実践することで、まず**食後血糖値が安定します。**

詳しくは本書43ページから解説しますが、食後血糖値の乱高下が少なくなると**血糖値スパイク（食後過血糖）**が原因で引き起こされる糖尿病、メタボなどの生活習慣病の予防、改善が期待できます。

血糖値スパイクはその他、脳梗塞、心筋梗塞、がんなども引き起こすきっかけになります。ミートファーストを行えば、これらの命に関わる重大な病気のリスクを下げる効果が期待できるのです。

次に、タンパク質を始めとする**不足しがちな栄養素を効率よく摂る**ことができるようになり、病気に対する**免疫力が高まります**。

さらに太りにくい体質になり、**食べ過ぎを防ぐ**ことも期待できます。ツヤツヤとした肌や元気な体になり、歳を重ねていってても晩年いつまでも**若々しく美しく過ごせる生活**を手に入れられることでしょう。

このように夢のような結果が期待できるミートファーストだからこそ、皆さんに実践してほしいのです。

さあ、次の項からはもっと掘り下げて、ミートファーストのメリットを解説していきます。

肉から食べれば、病気知らず！

①ミートファーストは、タンパク質を効率よく吸収できる！

タンパク質は、脂質と並び生命維持に欠かせない**三大栄養素**のひとつです。筋肉や臓器、骨や歯、皮膚や髪、血管や血液、ホルモンなど、人体を構成（水分60〜70、タンパク質15〜20、脂肪13〜20パーセント）している重要な成分でありながら、体内で燃焼させることで、エネルギーを生み出すこともできる成分です。

この大切な栄養素であるタンパク質を、食事の順番を肉から食べる**ミートファーストにすることで**食物繊維の妨害を受けずに**効率よく体に吸収させる**ことができます。

とくに少食の人やお年を召した人の場合、ベジファーストの実践によって野菜などの**食物繊維でお腹がいっぱい**になってしまうと、大切な栄養素であるタンパク質や脂質の栄養摂取がおろそかになってしまう恐れがあります。

●ミートファーストは「ゾンビ・ダイエット」を防ぐ!?

野菜を先に食べて満腹状態になれば、糖質や総カロリーの摂取が抑えられ、最初の頃は体重が落ちるかもしれません。しかし、やがて体内の栄養が枯渇しはじめ、肌や髪のツヤはなくなり、シワが増え、筋肉量が落ちることでバストやお尻は垂れ下がってしまうといった状態に。まるで**「ゾンビ・ダイエット」**ともいうべき栄養失調状態をともなった無謀なダイエットになる恐れが大いにあります。

もちろんタンパク質には、大豆などから摂取する植物性のものもあります。ただ、植物性タンパク質は、動物性のタンパク質に比べると体内への吸収率（体内での利用率）が低いといわれています。

タンパク質は、そうでなくとも他の栄養素と比べて消化に時間がかかるものが多いですから、とくに運動後などは吸収率の高い動物性のタンパク質を中心に摂取すべきです。でも、だからといって植物性タンパク質は摂らないほうがよいわけではありません。大豆食品には、タンパク質以外にも腸内細菌を活性させるオリゴ糖、骨粗しょう症や更年期不調を改善するといわれるイソフラボンなど、多くの機能性物質が含まれ、最近では、がんの予防効果の高い食品として注目されています。バランスが大切です。

●ミートファーストに有効な食品とは

大豆にはタンパク質も含まれますが、次に多い栄養素は炭水化物です。ミートファーストを実践するには、炭水化物が少量しか含まれず、**動物性タンパク質が多く含まれる食品**を先に食べることをお勧めします。

動物性タンパク質には、人が体内合成できない9種類の必須アミノ酸やその他のアミノ酸が含まれます。これらは、不足すると健康を損ねてしまう重要な栄養素です。

ミートファーストにお勧めの食品は、アミノ酸がバランスよく含まれている**良質な動物性タンパク質**である豚肉や牛肉。もし脂質を摂り過ぎている場合は、鳥のささみ肉をミートファーストに利用するのがよいでしょう。

食生活は、その摂取する栄養のバランスがとても大切です。動物性タンパク質も肉以外に魚、植物性タンパク質の納豆や豆腐などの食品も、最初に食べる肉以外の食事のメニューの中に入れ、栄養成分に偏りがないよう摂取してください。

●上質なタンパク質で心も健康に!

ちなみにタンパク質に含まれる必須アミノ酸は、セロトニンやドーパミンなどの神経伝達物質の材料としても活躍します。ですから、精神的に不安定であったり、鬱傾向であったりする場合、これらの**必須アミノ酸が不足**している可能性があります。

とくに精神を安定させるホルモン、セロトニンの不足は、鬱病の原因のひとつといわれています。タンパク質をしっかり摂ることは、**鬱病の改善にもなる**のです。

また、セロトニンは安眠を司るホルモン、メラトニンの材料でもあります。不安でなかなか寝付けないという時、**ミートファーストで安眠**できる可能性があります。

肉から食べれば、病気知らず　パート2

②食後血糖値の急上昇を抑えられる

ミートファーストを実践すれば、食後血糖値の急上昇を抑制し、血糖値を安定させることが期待できます。

食後血糖値の激しい変動は、**血糖値スパイクや低血糖、糖尿病のほかにも不定愁訴の一因**になることでも最近とくに問題視されている事象です。ホルモンや自律神経のバランスが乱され、心身に様々な悪影響を及ぼす恐れがあります。

そんな血糖値の急上昇を加速させ、体に大きな負担を与える可能性が大きい、絶対にやってはいけない食べ方は、糖質や炭水化物を空腹時に摂取することです。

血糖値の低い状態でいきなり糖質、炭水化物（糖質）を摂取すると、血糖値は間違いなく急上昇し、大量のインシュリンが分泌され、貧血、低血糖などが起きやすくなります。そのようなことにならないためには、やはりミートファーストの実践です。肉を最初に食べると、食後血糖値の上昇を抑制できるのです。

ミートファーストの実践が、食後血糖値の急上昇を抑制できる可能性があることは、次の科学的なエビデンスでも実証されています。

関西電力医学研究所の研究結果なのですが、炭水化物を摂る前にタンパク質や脂質を摂取することで、胃の運動が緩やかになり、食後血糖値の急上昇を抑制する消化管ホルモンの分泌が高まることが明らかになっています。

そのホルモンの名前は**インクレチン**です。インクレチンはすい臓に作用して**インスリンの分泌をコントロール**する働きがあります。また、血糖値を上げるグルカゴンというホルモンの分泌を抑え、**胃の働きを緩やかにする**作用もあります。

原因不明の体調不良に悩まされている人は食事の順番を肉先行に変えてみてはいかがでしょう。食後血糖値が安定し、不調の予防、改善に繋がるはずです。ちなみに、インドの伝統医学アーユルヴェーダでも肉や魚から食べることを推奨しています。

肉から食べれば、ダイエットが成功する！

③食物から摂取する糖の量を減らせる

ミートファーストの持つ大きなメリット、２つ目はそのダイエット効果です。

食事の順番を主食（炭水化物）ではなく肉先行にすることで、**主食の量をコントロール**しやすくなり、糖質を始め、総カロリー数を減らすことが可能になります。

皆さんは「白米は主食だから、白米で満腹感を求めるのが正解」などと、過去の固定観念や習慣にとらわれていませんか？　もし毎食白米を食べないと満足できないとしたら、もしかすると、あなたは**糖質中毒**に陥っている可能性があります！

人間は快感を覚えると「同じ体験をもう一度したい」と思い、その実現のための行動を取るようになります。これは脳内にある報酬系神経回路の働きによるもの。報酬系は様々な行動のモチベーションを高めるために必要なものですが、暴走すれば必要以上の欲求、この場合、糖の摂取量をどんどん増やす行動を脳が取ってしまいます。依存症や中毒を起こすような物質は（その代表は麻薬ですが）脳の報酬系に強烈に作用します。実は私たちが普段摂取している糖質も報酬系を刺激する作用があります。

糖質に依存してしまわないよう注意が必要です！

●肉で満足度アップ！ 結果的に痩せられる！

そこでミートファーストの出番です。糖質を減らし、タンパク質を摂ることを推奨しているこの食事法は、糖質の多い主食を食生活のメインに据えないようにして、**ダイエットを健康的に成功**へと導いてくれます。

肉を先に食べることで血糖値の急上昇を抑えれば、糖質への依存を軽減できます。また、肉を先に食べて胃腸を満たすことで、食欲を抑え、主食の量を減らしても満腹度を味わうことが可能でしょう。人間の脂肪細胞を肥大化させる主役は糖質です。ミートファーストは、**食事の主役を糖質ではなく肉のタンパク質**にします。

肉から食べれば、アンチエイジングできる！

④肉を避けると老化がどんどん進む！

テレビや新聞、雑誌などのメディアで、「100歳まで健康でいられる人はどのような生活をしているのか」などといった企画を見ます。すると健康長寿を実現している人のほとんどが**「肉をよく食べる」**といった話をされているのです。ご存知の人もいらっしゃるでしょう。

ところが、戦後日本で打ち出されていた栄養指針といえば**「生活習慣病の主な原因は食の欧米化による肥満」**として、動物性タンパク質や脂質の摂り過ぎを戒める指導を行ってきました。もちろん、そのことが原因か否かは定かではありませんが、昔の食の常識といえば**「粗食が健康長寿の秘訣」**であったのは確かです。

でも、実際元気に過ごしていらっしゃるご高齢の人は、動物性タンパク質や脂質をバランスよく摂取して筋肉や細胞膜の衰えなどをカバーしているように見えます。

食の欧米化はＮＧというイメージが、現在の主食（炭水化物）メインの食事に、悪しき固定観念として、いまだに蔓延《はびこ》っているのかもしれません。

私は**高齢者ほど、肉を食べるべき**だと考えます。動物性タンパク質不足は、ロコモティブシンドローム（運動器症候群）を引き起こし、筋肉量を減少させ、怪我や寝たきりのリスクを高めます。

最近の米国の科学論文にも高齢者は筋肉量と筋力を維持するために、良質なタンパク質が豊富な食事を摂ることが重要だという報告があります。

「もう歳だから、肉は食べないほうがよい」という考えは過去の食常識であって、現在ではそれは間違った考えです。ミートファーストの恩恵に年齢は関係ありません。

●肉は、老化を食い止め、若々しさを手に入れる

ところで、人間の若々しさを守る成分にアルブミンというタンパク質があります。

アルブミンは主にタンパク質をもとに肝臓で生成される成分で、筋肉や血管、免疫細胞などの機能を保持するために必要不可欠なものです。ですから、このアルブミンの濃度（血清アルブミン値）が低くなると筋肉量が減り、血管が弱くなり、免疫機能が低下し様々な病気の引き金になります。

●高齢になるほど、肉を食べたほうがよい

このアルブミンは高齢になるほど、その生成能力が徐々に下がる傾向にあります。ですから、老化の速度を弱め、寝たきりなどにならない健康長寿を目指すには、高齢になるほど、若い頃以上に肉を効率よく摂るべきです。

もちろん、このアルブミンの量が多い人は健康長寿を実現し、少ない人は短命、もしくは認知機能の低下や脳卒中や心臓病のリスクが上がるという追跡調査も報告されています。

血液中のアルブミン値は加齢と共に減少していく性質がありますが、肉をしっかり

食べていれば、アルブミンを作るためのタンパク質を摂取でき**老化を防ぐ**ことに繋がります。鉄分や脂肪なども一緒に摂り、バランスのよい食事を心がけてください。

●体重×1グラム、手のひらに乗るくらいの量

では、具体的に成人は、1日にどのくらいのタンパク質を摂ればよいのでしょう。厚生労働省からタンパク質の食事摂取における推定平均推奨量基準が示されています。それは、男性（18〜70歳以上）60グラム、女性は（18〜70歳以上）50グラムです。

でも、それはあくまでも平均値であって、自身の体重、生活様式や怪我や病気の有無、妊娠をしている人など、それぞれの状態によってその**必要量は変わってきます**。

そして、前述しましたが、高齢者になればなるほど、**若い人よりもタンパク質は必要**になります。あくまでもひとつの目安ですが、普通に生活をしている20〜70歳くらいまでの人であれば「体重×1グラム」。

ご自身の**手のひらに乗るくらいのタンパク質**を肉、魚、卵などでバランスよく摂る

ことをひとつの基準にしてもよいですが、かかりつけの医師に相談するのがいちばんよい方法です。

ミートファーストを始めるのは、**何歳からでも遅くありません**。肉を食べるのが苦痛だという人は、毎日少しずつでよいので肉を食べるようにしていってください。噛む筋肉力も改善され、内臓の調子もよくなります。やがて無理なくタンパク質を吸収できるようになるでしょう。

●今日からさっそく、ミートファーストを始めましょう！

タンパク質は摂取したとしても、実際に吸収できるのはその半分程度だといわれています。野菜よりも、吸収が大変な肉を先に食べたほうがよいのです。消化能力が落ちている人であればなおさらです。

肉から先によく噛んで食べる。たったそれだけ。更に効率よく、健康・美容効果を高めていくために、ミートファーストの実践を行ってください。

肉から食べれば、ダイエットが成功する　パート2

⑤噛む回数が増えると、痩せ効果が高まる

肉を消化するためには、よく噛んでから飲み込む必要があります。ミートファーストを実践する場合、糖質を摂るよりも前に、肉を噛むことになります。

この、先に噛むという行動にも、強力なダイエット効果が期待できます。

食物を噛むと、口腔内に唾液が分泌されます。唾液には食物を飲み込みやすくする効果や殺菌・抗菌効果のほか、酵素によって消化を促進する効果があります。

唾液に含まれる代表的な消化酵素はアミラーゼです。デンプンをブドウ糖やオリゴ糖などに分解する作用があります。アミラーゼは胃腸薬の成分としても利用されており、胃もたれや胸焼けの治療に使われています。

また、唾液にはリパーゼという、脂質の分解に関わる消化酵素も含まれています。

タンパク質や脂質には消化、吸収しにくい性質があります。これらの栄養素を効率よく体に取り込むためには、食事の最初に、よく噛んで食べることが大切なのです。

もしも、よく**噛まずに食べた場合、唾液は真の効果を発揮することができません**。胃腸への負担が増えてしまい、消化機能が低下するでしょう。そしてデンプンや脂質の消化吸収もスムーズにはいかなくなります。

その結果、胃腸の老化が進む、太りやすい体質になる、糖質の吸収効率が悪くなり食後の血糖値が安定しなくなるなど、多くの悪影響を招くことになるのです。

●よく噛んで満腹中枢を刺激！　ホルモン分泌！

肉をよく噛んで食べると、あごの筋肉とその周辺にある神経を刺激できます。すると**脳内にある満腹中枢が刺激**され、食事の満足感が得られます。食欲にブレーキをかけて、食べ過ぎを防止することができるというわけです。

また、**噛むと唾液中にパロチンという成長ホルモンの一種が分泌されます**。パロチンは若返りホルモンという異名を持ち、肌を美しく保つ、骨や歯の再活性化を促すなどの効果があります。

一度の食事で１５００回以上噛むことが理想とされています。ところが現代人の咀嚼回数は平均６００回程度に減っているのです。

引き締まった若々しい体型を維持するためには、肉をメインにした食生活で噛む回数を増やすことをお勧めします。その食事法は、いうまでもなくミートファーストなのです。

ミートファーストの食生活では、重いもの、脂っぽいもの、濃厚な固形物など、消化しにくいおかずからしっかり食べて、野菜はその次、炭水化物は最後にします。

消化力が必要なものを先に、よく噛んで食べ、栄養素をたっぷりと消化吸収することが、美容や健康に繋がるというわけです。

さて、次の章からは、具体的にミートファースト生活を送るためのコツを解説していきます。

第３章

実践
ミートファースト食生活！
食べ方のコツとは？

実践ミートファースト食生活！①
ミートファースト食生活の基本的な進め方とは？

ここからは、いよいよ実践編です。ミートファーストの食事法を行う上で推奨されること、具体的なポイントを解説していきます。

まずはミートファーストの基本ルールです。次の４か条を守るようにしてください。

①食事の順番は肉を最初にする。主食は最後に量を減らして食べる

②肉以外の食材もバランスよくメニューに加える

③よく噛んで、時間をかけてゆっくり食べる

④満腹にならないよう、腹６～７分目を心がける

たったこれだけ守ればＯＫです。①の主食の量ですが、これまで食べていた量よりも少ない分量で始めてください。ミートファーストを続けていくと、主食の量を無理なく減らしていくことができます（45ページ参照）。

●食事に時間をかけ、たっぷりタンパク質を摂る！

ミートファーストでは肉を重要視しますが、それ以外の栄養素もバランスよく摂るように心がけてください。肉から摂ったタンパク質を有効活用するためには、**脂質やビタミン、ミネラルの栄養素も必要**です。食物繊維も腸内環境の改善に役立つため、食物繊維が多く含まれる野菜も肉の後にしっかり食べましょう。

早食いは厳禁です。食事の時間が20分以内で終わってしまうという人は、噛む回数を増やすなど、できるだけゆっくり時間をかけて食べるようにしましょう。早食いすることで、胃の中で食材が混ざり、ミートファーストのメリットが無意味になってしまうかもしれません。

また、満腹になるまで食べるのではなく、腹6～7分目くらいで済ませ、どうしてもお腹が空く場合は、甘いものではなく、ナッツ類などを摂るとよいでしょう。

実践ミートファースト食生活！②
食事のメニューは肉に偏らないようにする

ミートファースト食生活を続けることで、現代人にありがちなタンパク質不足を改善させることができます。しかし、「タンパク質だけを摂り、他の栄養素が不足する」などということになっては本末転倒。摂り入れた**タンパク質を有効活用するためには、他の栄養素も必要**になります。

たとえば、肉を食べて摂り入れたタンパク質は、消化されるとアミノ酸として毛細血管から体内に吸収されます。このアミノ酸を各臓器や筋肉などで再度タンパク質として合成するためには、ビタミン、とくにビタミンB群の手助けがなくてはなりません。食事のメニューにビタミンが豊富に含まれた食材をバランスよく取り入れてください。ビタミンB群は、肉にも含まれています。豚や牛のレバーなどをミートファーストのメニューにすれば、一石二鳥ですね。ビタミンB群は皮膚や粘膜の再生にも必要です。美容のためにも欠かせない栄養素です。

●すぐれた栄養素でも、単独ではその成分の恩恵は受けられない

最近では、若年の骨粗鬆症リスクが増加していると伝えられていますが、私たちの骨はカルシウムだけで作られているわけではありません。骨は、タンパク質の繊維によって形作られた「骨の土台」に、リン酸カルシウムが貼りついてできています。タンパク質とリン酸カルシウムのどちらかが欠けてしまったり、どちらかが少なくても、骨はきちんと生成されないのです。

要するにひとつの栄養素がいくら優れていても、その優位性は他の栄養素などの協力がなければ発揮できないのです。

ミートファーストも同じです。肉だけでなく緑黄色野菜や乳製品、海藻、魚介類などから様々な栄養素をバランスよく食べるように心がけてください。

実践ミートファースト食生活！③
炭水化物は必ず最後に食べるようにする

本書56ページでも触れましたが、ミートファーストは、炭水化物を含む主食を食事の最後に食べるようにする基本ルールがあります。

炭水化物は、糖質と食物繊維からできています。

でも、私たちは食物繊維を分解する消化酵素を持っていませんので、消化吸収できるのは炭水化物の残りの部分、つまり、炭水化物＝糖質　ということになります。

糖質は体内でエネルギーとなりますが、血管から運ばれエネルギーとして使われなかったものが脂肪となり蓄えられます。

これが頻繁に起こることでメタボや肥満になる確率が高くなるというわけです。

ミートファーストは、時間をかけてまず肉を食べ、その後副菜、最後に主食を食べる食事法です。炭水化物を多く含む主食を最後に食べるミートファーストを実践することで、食後血糖値の急激な上昇を抑制することができるのです（血糖値急上昇が引き起こす健康被害は43ページ参照）。

●ミートファーストでインスリン値も上がりにくい

米国・ウェイルコーネル医科大学が2型糖尿病の患者を対象に、食べる順番に依って血糖値がどのように変化するかを調べる実験を行っています。

それによりますと、先に炭水化物、その後に主菜（鶏もも肉）や副菜を食べた場合と、主菜や副菜を食べた後に炭水化物を摂った場合（カーボラスト）では、**炭水化物を先に食べたほうが血糖値は上昇。インスリンの分泌量も多くなる**ことがわかりました。

ミートファーストは、インスリンの分泌量も抑えられるのです。

血糖値の上昇が穏やかになれば、血糖値が安定し、自然とインスリンの分泌量も減り、糖尿病を始め、肥満や様々な健康障害から逃れることが可能です。

実践ミートファースト食生活！④
朝・昼・晩、肉を食べるならいつ？

忙しい現代人は、通勤通学に間に合うように朝食を控えめにして、その分夕食をたっぷり食べるという人が多いのでは？　中には朝食を抜いてしまうという人もいるかもしれませんが、その食べ方はお勧めできません！

前日の夕食後、絶食状態が翌日の昼まで続くということは、その時の血糖値はかなり低めだと想像できます。血糖値は低過ぎても体に悪影響を及ぼします。そして、もしその状態で食事を取ると人体の防衛反応も同時に働き、血糖値は急上昇することになるのです。**肉はもちろんのこと、朝食自体を過不足なく食べましょう。**朝食は昼間活動するための活力の元にもなります。

ただし、いくらエネルギーが必要だといっても、お腹いっぱいになるまで食べるのはやめておくべき。腹6～7分目くらいをお勧めします。

●朝食は、タンパク質とビタミンCのコンビネーションで！

一般的に肉は、消化や吸収に時間がかかるため、早めの時間帯に量を多く摂ったほうが無理なく一日を過ごせます。

もし、夕食時に食べた量が多い場合は、胃腸に余分な負荷がかかってしまいます。人間の体内時計は、睡眠中に体脂肪を分解したり、筋肉を作るためのエネルギーを使うことが自然です。夜は食事量を朝や昼よりも落とすのがベストです（食事と時間の関係については、174ページでも解説しています）。

また、人がタンパク質を活用する上で欠かせない、ビタミンCを含む副菜類も、朝食でたっぷり摂ることをお勧めします。ビタミンCの排泄量は昼頃がピークとなり、夜に近づくにつれて減少します。**朝食でタンパク質とビタミンCをしっかり摂っておけば、体内で効率よく利用できる**というわけです。

実践ミートファースト食生活！⑤

食後の満足感は、タンパク質がいちばん高い！

ミートファーストのメリットに「健康的なダイエットの成功」が挙げられます。それは、**タンパク質が脂質や炭水化物よりも食欲を満足させる**ことが科学的エビデンスによって明らかになっていることからも明白です。

タンパク質、脂質、炭水化物の三大栄養素すべて同じ分量を食べた中で、食欲を満足させ、抑えるという効果のある成分はタンパク質だけだという報告があります。

いまだに多くの人は炭水化物である白米や餅のほうが腹持ちがよいなど、エビデンスのない過去の間違った食の常識が固定観念となり「食後の満足感を得られやすいのはやっぱり白米や餅だ」などと、信じているのではないのでしょうか。

そうでなければ、**「糖質中毒」に侵されている**可能性も否定できません。

「糖質中毒」とは、炭水化物（糖質）を摂らないと満足できない人が陥りやすい中毒症状のこと。糖は脳に強い快感を与え、それによって中毒症状を起こし、体内で必要とする以上に糖を求めてしまうことがあるようです。

●血糖値が高いのに「低血糖」を起こす理由

炭水化物の摂取で、食欲の満足感を得られない証拠はまだあります。私たちは炭水化物を摂ることで血糖値が急上昇し、それを抑制するインスリンの分泌が増加します。その反動で低血糖となり、めまいや頭痛などを起こしてしまうことがあります。

人は低血糖の状態になると糖が欲しくなります。満足感を得るために炭水化物を食べていたはずなのに、低血糖によってさらに糖を要求することに。まるで負のスパイラルです。

これでは体にとって不必要な糖質をどんどん求めることになります。ダイエットの成功はおろか、生活習慣病のリスクが増加するという恐ろしいことになりかねません。

●タンパク質と脂質、ダブルの効果で満腹感が長続き！

脂質も食後の満足感を持続する効果があります。

脂質は糖質と違い、摂ることでインスリンはほとんど分泌されません。ですから脂肪細胞に蓄えられた脂肪がエネルギーとして代謝されやすくなり、「エネルギーを外部から摂り入れなくても平気な体質」になりやすくなります。

また、脂質を摂るとコレシストキニンという消化管ホルモンの分泌が促されます。コレシストキニンには、食べた物を胃から腸に送るスピードを遅くする作用があります。そのため、その分泌によって満腹感が長続きするのです。

ミートファーストを実践し、肉をしっかり食べておけば、主食の量を抑えても食欲は満足できるはずです。

炭水化物を摂る量が少なくなれば、苦労をせず（自発的に）食事の量が抑えられ、三大栄養素のバランスも整った**健康的なダイエットが成功する**というわけです。

実践ミートファースト食生活！⑥
ビタミンが大切！ 付け合せもしっかり食べる

外食の時など、肉料理の付け合せとしてよく登場するパセリやクレソン。ただの飾りだと思って残してはいないでしょうか？ しっかりと食べるようにしてください。なぜならば、**パセリやクレソン**には、肉から摂り入れたタンパク質のアミノ酸からコラーゲンの合成を促し、**シミやシワを予防してくれる**ビタミンCが豊富だからです。

人間の体の大部分は水でできていますが、水に次いで人体を構成している重要な物質はタンパク質です。美容に注目している人なら誰もが知っているコラーゲンもタンパク質の一種。コラーゲンは皮膚や骨格筋の原料となるため、若々しさを保つためには必要な成分です。そして、そのようなコラーゲンを体内で生成するために、**ビタミン、とくにビタミンCの摂取は必須**というわけです。

ビタミンCには、鉄分の吸収を促進させる働きもあります。鉄分豊富な赤身肉を使った料理とも相性抜群です。また、パセリに含まれているピネンと、クレソンに含まれるシニグリンには、どちらも口臭を抑える効果があります。肉料理は物によってにおいが心配……という人は、付け合せに注目してください。

●バランスのよい食生活が大切

これまでも度々解説している通り、食生活の中で肉を優先することは大切ですが、総合的に体にとって何が不足しているかも重要です。たとえば、最近あまり野菜を食べていないから、食物繊維が不足してお腹の調子が悪い……という人であれば、野菜から食べる日があっても問題ないのです。

また、肉にはタンパク質や脂質、そのほか様々な栄養素が含まれています。それを体内で上手に活用するためには、肉以外の食品からも栄養を摂る必要があります。付け合せに限らず、様々な食材をバランスよく食べましょう。

実践ミートファースト食生活！⑦
食べる肉の1日の適量は？

1日の食事の中で、肉の適量はどのくらいなのでしょうか。

厚生労働省が発表した「日本人の食事摂取基準（2015年版）」によると、タンパク質の推奨摂取量は成人の場合、男性60グラム、女性50グラムです。

主な肉類の100グラムあたりのタンパク質量は、牛かたロース16・5グラム、豚ヒレ肉22・8グラム、豚ロース19・3グラム、鶏もも肉（皮なし）18・8、鶏ささみ23グラムです。

もちろん肉以外の食品にもタンパク質は含まれていますが、肉だけで考えれば**1日に男性の場合は300グラム程度、女性の場合は200グラム程度の肉を食べる**とちょうどよいということになります。

とくに少食の人やご高齢の人の中には、肉を優先する食生活と聞いて大変そうなイメージを持たれる人もいるでしょう。でも、1食あたり70～100グラムくらいの肉を食べるか、魚や牛乳などを利用してみてください。

●やはり食べ過ぎはダメ！

過ぎたるは及ばざるが如し。いくら肉（タンパク質）が体によいからといって、食べ過ぎてしまってはやはり不健康です。

下の図にタンパク質の摂り過ぎによるデメリットを紹介しています。食生活は無理なく、バランスのよい栄養補給が大切。でも、腹6～7分目で済むように、食べ過ぎには気をつけましょう。

肉の食べ過ぎはNG

①**肥満**→糖質のように血糖値が跳ね上がる心配はあまりないが、エネルギー過多は当然体脂肪が増える。

②**肝臓、腎臓に負担がかかる**　→肝臓でタンパク質は分解されるため負担がかかる。余計な栄養素は、腎臓から尿と一緒に排出される。

③**カルシウム不足**→腎臓から尿と一緒に排出されるタンパク質は、その際カルシウムも伴って排出されてしまう。将来、骨粗鬆症になる可能性も。

④**腸内環境の悪化**→腸内の悪玉菌が増えやすくなり、ガスが発生するなど腸の環境が悪化。乳酸菌食品や食物繊維、水分を多めに摂るように。

実践ミートファースト食生活！⑧
GI値よりもGL値を気にしよう

糖尿病を始め、血糖値が気になる人の場合やダイエットをしている人など、食材のGI（グリセミック・インデックス）値を気にして、食材を選んでいる人は多いのではないでしょうか。

GI値とは、ある食品を「含まれている炭水化物量が50グラムになる量」食べた際の血糖の上がり具合を、ブドウ糖を摂った時を基準として数値化したもの。これが低ければ低いほど、血糖値が上がりにくい食材とされています。

でもこのGI値、現実的に考えれば炭水化物を50グラム摂取した時のブドウ糖との相対値ですので、食品によっては何キロも食べないと血糖値の上がり方がわからない場合があります。実際の食事で摂る量とはかけ離れていることも多く、分かりにくいという欠点がありました。

そこで近年は、**GL（グリセミック・ロード）値**という指標を参考にするのが新常識になっています。

GL値は食品100グラム中に含まれている糖質量にGI値を掛けて、100で割ったもの。これによって、食材を100グラム食べた時に、どれだけ**血糖値が上がりやすいかがわかる**のです。

一般的にGI値は70以上だと太りやすく、GL値は10以下だと比較的安心な食材とされています。

●GI値とGL値のギャップに注意

GL値を基準に考えると、本当に血糖値が上がりやすい食材がわかります。次ページの表を見てみましょう。

たとえば、スイカはGI値が72と、GI値換算ではかなり危険な食品に分類されま

食品のＧＩ値と１食分のＧＬ値

食材	ＧＩ値	ＧＬ値
精白パン	89	60
小麦全粒粉パン	74	35
じゃがいも	96	32
精白米ごはん	75	28
玄米ごはん	66	22
パスタ	58	18
かぼちゃ	75	13
バナナ	58	12
とうもろこし	62	9
オレンジ	31	7
ニンジン	92	6
スイカ	72	6
ごぼう	45	4
リンゴ	34	4
枝豆	30	1
煎りアーモンド	10	1
こんにゃく	24	0
豚バラ肉	45	0
鶏モモ肉	45	0
牛モモ肉	46	0

※GL値は10以下が比較的安心な低GL食品。11 ～ 19が中GL。20以上は高GL食品。
出典（オーストラリア・シドニー大学「Glycemic Index」）

す。しかし、GL値は6に過ぎません。実はそれほど血糖値を上げない食品だったのです。

そしてバナナ、GI値は58ですがGL値は12。即時性の高いエネルギー源としてアスリートにも好まれていますが、血糖値を上げやすい果物だとわかります。

GL値が高い食品は血糖値を上げやすいため、肥満の原因になります。また、糖尿病や動脈硬化、脂肪肝などのリスクも上げてしまいます。

肉よりも後に食べるように習慣づけるのはもちろん、GL値が高い食品の摂取量を減らすように心がけましょう。

GI値よりGL値

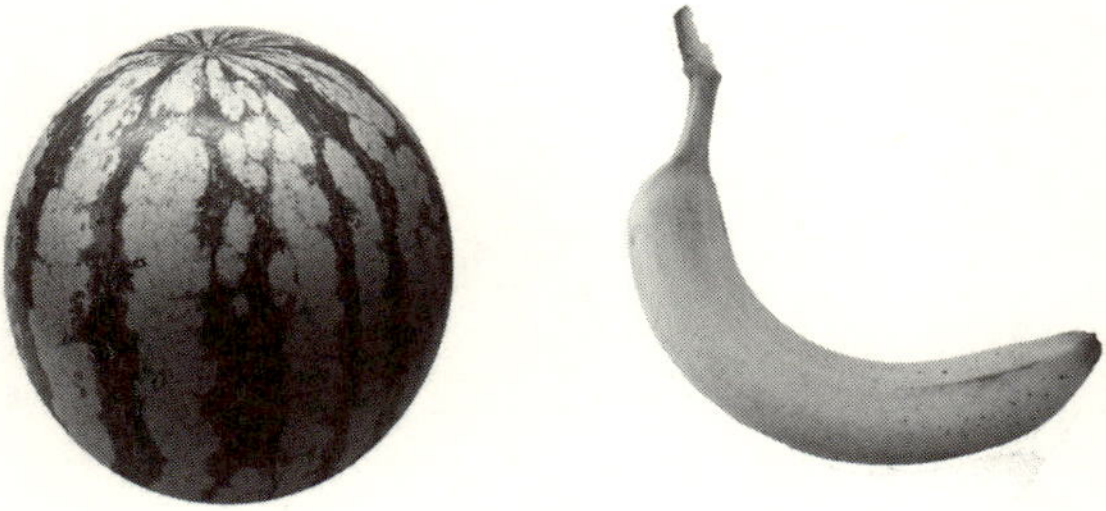

スイカとバナナを比較すると、血糖値が上がりにくいのはGL値が低いスイカ。GI値の高さに惑わされないように。

第４章

パワーがみなぎり、
病気にならない！
食の新常識

（生活習慣編）

パワーがみなぎり、病気にならない！ 食の新常識（生活習慣編）①

朝は和食を避けたほうがよい!?

和食的な朝食といえば、白米に味噌汁、焼き魚に漬物を添えた定番メニューを思い浮かべる人が多いと思います。いかにも健康的なイメージがしますが……。バターを塗ったパンにハムエッグの洋食的な朝食よりも、和食のほうがずっとヘルシーだと考えている人は、いますぐ認識を改めてください。

実は、和食は朝食に向いていないのです！

冒頭に挙げた一般的な朝食の内容をよく思い返してください。味噌汁に使われている味噌、焼き魚にかける醤油、塩気の効いた漬物……。いずれも塩分がたっぷりと含まれています。

朝は腎臓の機能が低下していることが多いため、塩分を上手にろ過しにくいのです。

午前中よりも夜のほうが、腎臓の働きが活発なため、和食を食べるのなら夕食にしたほうがよいでしょう。でも塩分は控えめを心がけてください。

和食に潜む塩分に気をつけて

ＷＨＯ（世界保健機関）では、成人の塩分摂取量を1日5グラムにするよう推奨しています。この基準値を守ることで高血圧を防ぎ、循環器疾患や脳卒中、心臓発作のリスクを減らせるというのです。

しかし、日本は世界に比べると塩分摂取の目標値がやや高め。男性で1日8グラム以下、女性の場合は1日7グラム以下を目安としています（厚生労働省推奨値）。日本人の食生活に味噌や醤油は付きものです。世界基準の基準値で考えると、和食では塩分を摂り過ぎてしまう可能性が大きいのです。

出汁を少し濃いめにひいたり、減塩味噌や減塩醤油などをうまく取り入れるなどして、塩分摂取量を減らす工夫をするようにしたいものです。

パワーがみなぎり、病気にならない！　食の新常識（生活習慣編）②

市販のシリアルは本当にヘルシー？

コーンフレークやグラノーラなど、牛乳やヨーグルトをかけるだけで手軽に食べられるシリアルは、ヘルシーな印象もあって高い人気です。

しかし、市販のシリアルがすべてヘルシーとはいえません。シリアルは穀物を原材料としていますが、**糖質が含まれているものがあります**。糖質を使って味付けされたものであれば、血糖値の上昇はやはり避けられないでしょう。

とくに朝など、忙しい人たちにとってシリアルは便利な朝食として愛用されていますが、シリアルだけで食事を済ませるのは大変危険です。朝の空腹状態から糖質摂取で、血糖値は急上昇してしまうでしょう。もちろん、食べ過ぎは言語道断。手元にある市販シリアルに含まれる糖質やカロリーを確認して適切な分量を知りましょう。

シリアルを使った食品なら何を選んでもよいというわけではないことを知ってください。

■食べ方を間違えればヘルシー食も不健康に！

ヨーグルトも無糖であればヘルシーですが、市販されているヨーグルトには糖質が含まれているものが少なくありません。

また、せっかく無糖のシリアルやヨーグルトを用意しても、そこにジャムなど糖質を大量に投入してしまっては、血糖値の急上昇を招くといった意味ではヘルシーな朝食とはいえないでしょう。それでも、甘味が欲しい場合は、少量の蜂蜜がよいかもしれません。蜂蜜は、比較的血糖値が上がりにくく、その抗菌、抗酸化作用に優れているからです。

肥満の原因になるのは糖質です。元々の食品が低カロリーであったり、ビタミン、ミネラル、食物繊維が豊富であったりしても糖質を加える際は注意が必要です。

パワーがみなぎり、病気にならない！ 食の新常識（生活習慣編）③

βカロテンは本当に健康によいのか？

βカロテンとリコピンは高い抗酸化作用があるとされ、どちらも多種多様な健康補助食品、サプリメントにも利用されている物質です。

しかし健康によいとされてきたこれらの物質が、本当に体によいのかどうかを疑問視する、これまでの常識を覆すような研究報告もあります。

緑黄色野菜は、がんの発生を防ぐ効果が見込まれています。そしてその理由は、緑黄色野菜に多く含まれるβカロテンと考えられてきました。

ですが、そのβカロテンを食物からでなく、**サプリメントとして摂取すると肺がん（喫煙者に限り）や膀胱がんなどのリスクが高まる**恐れがあるというのです。

20ページでも触れていますが、常識は不変ではないのです。

食品としては健康によいけれど……

トマトに含まれるポリフェノールの一種、**リコピン**に関しても、健康被害が認められているわけではないものの、**実際に健康によいという確証は現在のところ得られていません。**

血中のリコピン濃度とがんや心筋梗塞には相関関係が見られるものの、リコピンの「のみ」の摂取によってがんや心筋梗塞のリスクが減るかどうかは不明なのです。

ただ、ここで勘違いしてはいけないのは、これらの成分を含む**ニンジンやトマトなど緑黄色野菜には健康効果がある**ということです。いずれもビタミンや健康成分を豊富に多く含む食材であり、積極的に食べることをお勧めします。しかし、この中から一部の成分だけに着目し、サプリメントなどでβカロテンやリコピンの抽出成分だけを過剰摂取することは避けたほうがよいでしょう。

パワーがみなぎり、病気にならない！食の新常識（生活習慣編）④

昼食後、眠くなるのは食事の摂り方のせい？

昼食後しばらくすると眠くなるという現象、それは自然な生理現象です。食事の後は吸収された栄養素が分解、吸収されます。その際に体温が上昇するため眠くなるのです。これは食事誘発性熱産生という現象で、食後2時間程度経つと起こりやすいといわれています。

しかし、昨晩は十分睡眠を取っているはずなのに、昼食後は眠くて仕事や勉強が手に付かない、ぼーっとしてしまって何も考えられないなどという場合、**食事の摂り方に問題**があるかもしれません。

昼食の際、**丼ものやパスタなどの単品ものを急いで食べるのはＮＧ**です。

炭水化物が豊富に含まれる食品を急いで食べると血糖値が急激に上昇します。本書で度々解説している通り、血糖値の急上昇の後に待ち構えているのは、血糖値の急落による低血糖状態です。低血糖になると、眠気や集中力の低下が引き起こされます。

食後の低血糖を防いで午後も元気に過ごす！

午後からの眠気を防ぐために、昼食は栄養バランスのよい食事をできるだけ時間をかけて摂るようにしましょう。

もちろん、食事法は、糖質を最後に摂る、ミートファーストがお勧めです。

忙しくて時間がかけられないという人も、炭水化物の摂り過ぎを避けて、バランスよいメニューを選べば低血糖のリスクを減らせます。

午後からの活動に備えてスタミナを付けたいという狙いがあるのかもしれませんが、体の**パフォーマンスを高めるためにも、腹6～7分目くらいで済ませるとよい**でしょう。満腹になるのは百害あって一利なしです。

満腹による健康被害などの問題点は次項でも解説します。

パワーがみなぎり、病気にならない！ 食の新常識（生活習慣編）⑤

常にお腹いっぱいでいると長生きできない

本書では度々、食事をする際は腹6～7分目を目安にすることをお勧めしています。糖質の摂取量が減るため血糖値の上昇を防げる、無理なくタンパク質を消化できるなど、一度に摂取する食事の量を程よく減らすことはよいことづくめです。

また、いくつかの研究でも、**満腹状態でいることは健康長寿によくない影響がある**という報告もあります。

ラットや猿など様々な生物で、自由にエサを食べさせた場合と、エサの摂取量を制限させた場合、そのどちらが長生きできるかを調べた実験が行われています。

そしてそのいずれのケースでも、エサの摂取量を制限したほうが長生きをしているのです。猿を使った実験では、食事制限をすると男性ホルモンが減少しにくいという結果も出ています。また、ある実験では食事の摂取量を減らすことが脳の老化を食い止め、認知症を防ぐのではないかと結論付ける報告もあります。

いつまでも若々しく健康でいるためには、満腹にならないほうがよさそうですね。

血糖値を安定させて空腹感を減らす

腹6～7分目ではすぐにお腹が空いてしまうのでは？　と疑問を持たれる人もいるでしょう。しかし、**食後すぐに空腹感が現れるのは、インスリンの作用で血糖値が急激に低下するから**、というケースがほとんど。最初から、糖質が急上昇しないように食事量を減らしたり、ミートファーストを実践しておけば、血糖値は急低下しにくくなります。

また、空腹を感じた時は、間食としてナッツ類など糖質以外を食べるとよいでしょう。本書、158ページでは、1日5食のライフスタイルを提案しています。こちらも参考にしてみてください。

パワーがみなぎり、病気にならない！　食の新常識（生活習慣編）⑥

夏バテには、ウナギより鶏肉！

夏場にスタミナを付けるため、日本では昔からウナギが愛されてきました。確かにウナギはビタミンB群が豊富に含まれており、疲労回復効果や食欲の減退を防ぐ働きが期待できます。また、ウナギに含まれているアミノ酸の一種、カルノシンには高い抗酸化力があり、疲労感を軽減する作用があるといわれています。

含まれている成分だけを見てみれば、ウナギを食べて夏のスタミナアップに役立てるという昔ながらの知恵は確かに正しいといえるでしょう。

しかしウナギは脂肪分が多く、夏の疲労によって胃腸が弱った状態ですと消化不良を起こしてしまう恐れがあります。

夏バテを解消するつもりでウナギを食べたとしても、逆に弱った内臓に負担をかけ、

体力を消耗してしまうかもしれません。

実は、ウナギの旬は秋から冬にかけての時期。夏場にわざわざウナギを食べるのは、本当は、味や栄養の面で残念なことなのです。

■鶏肉を食べてパワーアップ

ウナギと同様にビタミンB群とカルノシンを含み、しかも身近に手に入れやすい食材でお勧めしたいのは鶏肉です。

基本的に肉は消化に時間がかかるものですが、脂質の少ない部位を選べば鶏肉は比較的消化に負担がかかりにくい食材といえるでしょう。

とくにお勧めしたい部位は、鶏むね肉。ビタミンAやビタミンB群、ビタミンKなど豊富なビタミンを含んでおり、カルノシンの含有量も高いという、いわば夏バテ解消サプリのような食材です。

夏場のスタミナや体力回復には、健康効果の高い、鶏肉を食べましょう！

パワーがみなぎり、病気にならない！ 食の新常識（生活習慣編）⑦

鉄分豊富な、ほうれん草で貧血に？

鉄分は人体にとって非常に重要なミネラルの一種です。もし不足すれば、貧血症状を起こしやすくなります。女性の場合は、とくに不足しがちなため、鉄分の豊富な食材を摂って貧血予防に努めてください。

そのような、鉄分がたっぷりと含まれ、貧血の予防に最適なイメージのある野菜といえば「ほうれん草」を思い浮かべる人が多いのではないでしょうか。

ほうれん草は、鉄分の吸収を促進するビタミンCの含有量がとても豊かな食材です。確かに食べ方次第では鉄分補給の強い味方になってくれるのですが……。少し誤れば鉄分摂取どころか、鉄分の吸収を阻害して貧血を招いてしまうかもしれません！

その理由は、**ほうれん草にシュウ酸という鉄分の吸収を阻害する物質が含まれてい**

るからです。シュウ酸は結石の原因になるとも考えられており、なるべくなら避けたい物質です。灰汁《あく》抜きを行えばシュウ酸は減らすことができますが、すべて取り除くことは難しいでしょう。鉄分補給という観点から見れば、ほうれん草は力不足!?

鉄分摂取には赤身肉がお勧め

ほうれん草以上に鉄分補給に適した食材は、加工肉以外の赤身肉です。
食品に含まれる鉄分には種類があり、赤身肉など動物性食品に含まれているものをヘム鉄、ほうれん草や海藻、プルーンなど植物性の食品に含まれているものを非ヘム鉄といいます。そして、**肉に含まれるヘム鉄は、植物由来の非ヘム鉄よりも人体に吸収されやすい**性質があります。

貧血を予防するのであれば、赤身肉をしっかりと食べて、副菜からビタミンCを摂取するとよいでしょう。なお、ほうれん草は、胡麻（ビタミンE）和えにすることでビタミンCの効果を高めてくれます。先人の知恵かもしれませんね。

パワーがみなぎり、病気にならない！　食の新常識（生活習慣編）⑧

いろいろなヨーグルトをお試し……はダメ！

花粉症の予防や軽減に効果がある菌や、免疫力を高める菌、という具合に、含まれる乳酸菌の種類によって特定の効果を押し出す機能性ヨーグルトが人気です。

どの商品にも魅力的な謳い文句が書かれているため、目移りしてしまう人は少なくないでしょう。ですが、日によって食べるヨーグルトをコロコロ変えるのはやめておきましょう。

人間の腸内には膨大な数の腸内細菌が常在しています。たった1日、ヨーグルト1食を食べただけではその効果はわかりません。**2週間から1ヶ月程度続けてみて**、体の調子がよければ、そのヨーグルトはあなたに合っているということです。

腸内環境は十人十色。どのような常在菌が棲息していて、どのようなヨーグルトが腸の活性などに効果的かは人それぞれ違います。お試しでヨーグルトを変えていると、あなたの腸にぴったりなヨーグルトにたどり着けないかもしれません。

生きたまま腸に届かなくてもよい！

〝生きたまま乳酸菌が腸に届く〟と謳う商品もありますが、腸内に定着できる乳酸菌は実のところそれほど多くはありません。

しかし、たとえ途中で乳酸菌が死んでしまったとしても、その死滅した乳酸菌や乳酸菌の作った成分は、常在している善玉菌のエサとしてプラスの効果を発揮します。腸内で**生き残れなかった乳酸菌でも、健康のために役立ってくれる**のです。

少しでも腸に生きたまま届けたい場合は、ホットヨーグルトがお勧めです。冷蔵庫で冷やされたヨーグルトの中では、乳酸菌の動きは鈍っています。ヨーグルトを５００ワットの電子レンジで50秒チンし、40度くらいまで温めてください。ヨーグルトの中で冬眠状態だった乳酸菌が活発に動き出します。

パワーがみなぎり、病気にならない！ 食の新常識（生活習慣編）⑨

鬱になりがちな人は揚げ物に注意

揚げ物は太りそう、というイメージで、ダイエットなどの場合、敬遠している人も多いと思いますが、実は、脂質の摂取と肥満には直接的な関係性はありません。でも、揚げ物は食べ方次第で肥満とは別の問題を引き起こす恐れがあります！

脂肪酸にはいくつかの種類があるのですが、その摂取バランスが悪いと、鬱病のリスクが高まる危険性があると伝えられています。

その問題が疑われているのは、食用油に多く使われているオメガ6系脂肪酸を大量に摂取しているケースです。まだ研究途上にあるため不明な点はあるものの、**食用油にはできるだけ気を使ったほうがよい**でしょう。

食生活と人の精神状態は、無関係ではありません。腸内環境が乱れると、人の感情を司るホルモンの分泌量が変わり、精神状態に影響を及ぼすといわれています。

■腸内環境が乱れると鬱になる！

幸せホルモンとも呼ばれ、心のバランスを保つ働きがあるセロトニンは、その9割近くが腸内で作られています。**腸内環境が悪化すれば、セロトニンの分泌量が減り、鬱になってしまう危険性**があるというわけです。

マウスを使った、次のような研究報告があります。

腸内細菌を持たない無菌状態のマウスと、腸内細菌を持つ通常のマウスを比較したところ、無菌状態のマウスはストレスに弱く、活動的ではありませんでした。

そこでこのマウスにビフィズス菌を与えたところ、ストレス耐性が通常のマウスと同程度まで上昇したといいます。

人間の場合も腸内環境を改善することで、気持ちを上向かせることは可能だと考えられます。手始めに、自分の体に合う発酵食品などを探してみてはいかがでしょうか。

パワーがみなぎり、病気にならない！　食の新常識（生活習慣編）⑩

経口補水液を常飲すると危ない！

日本の夏の気温は上昇傾向にあるといわれています。近年は35度を越える猛暑日が珍しくなくなってきました。40度を越える地域もあります。

このような状況で心配になるのが、なんといっても熱中症でしょう。高温多湿な環境で水分や塩分が失われた結果、めまいやけいれん、吐き気などの症状が現れ、最悪の場合は命にも関わります。

夏場は水分、そして塩分の補給が非常に大切ですが、そのために経口補水液を常用している人は、ちょっと待ってください。

そもそも経口補水液は、熱中症や脱水症状になってしまった人が水分と塩分を補給するための飲み物です。でも健康な人が普段から飲み続けてしまうと、**塩分や糖質を**

過剰摂取することになってしまいます。市販のスポーツドリンクも飲み過ぎには注意が必要ですが、経口補水液の塩分濃度はそれ以上です。
経口補水液の常飲は高血圧を招き、心臓や血管に深刻なダメージを与えてしまう危険性があるのです。

■予防するならルイボスティーがお勧め！

熱中症を予防するのであれば、塩飴などで塩分を補給しつつ、水やルイボスティーを飲むのがお勧めです。カフェインや糖分を含まないため、スポーツドリンクなどと比較して、沢山飲んでも健康に対して大きなリスクはないはずです。

また水分は、喉が渇いてから飲むのではなく、こまめに補給することが大切です。**喉の渇きを感じた場合、既に熱中症や脱水症状が進んでいる恐れがあります。**

とくに高齢者の場合は、喉の渇きをあまり感じない場合もあるため、水分補給を怠らないように気をつけてください。

パワーがみなぎり、病気にならない！　食の新常識（生活習慣編）⑪

チョコレートが睡眠不足の原因!?

カカオなどに含まれるポリフェノールは、動脈硬化の予防や血圧の低下、アレルギーの改善や美白など、様々な効果が認められています。

そして、砂糖やミルクなどを含まず、純粋なカカオの量を増やした高機能チョコレートは、健康や美容の味方として持て囃《はや》されています。

しかし、高機能チョコレートの食べ過ぎには、メリットだけでなくデメリットも存在します。

たとえば、カカオの配合率が高いチョコレートには**ポリフェノールだけでなく、カフェインが大量に含まれています。**

幸いなことに糖質が低いため、太る可能性は少ないかも知れませんが、寝る前にちょっと小腹が空いたから……と口にしてしまった結果、カフェインの影響で寝つきが悪くなったり、夜中に目が覚めてしまうこともあるのです。

カフェインの摂り過ぎは命に関わる⁉

カフェインは、覚醒作用や強心作用がある物質です。疲労感や眠気を軽減する作用があるため、眠気覚ましにも用いられていますが、摂取量を間違えれば体への悪影響を及ぼします。

焦燥感が強くなる、興奮状態になる、吐き気やめまいが起こるなど、様々な症状の副作用が起こります。また、過去には**日本でもカフェイン中毒による死亡事故が発生しています。**

コーヒーやお茶、ココアなど数多くの身近な飲食物に含まれているため忘れてしまいがちですが、カフェインは摂取量を間違えれば大変危険な物質だということを覚えておいてください。過剰摂取には、くれぐれもご注意を。

パワーがみなぎり、病気にならない！ 食の新常識（生活習慣編）⑫

ランチ後のコーヒーは、夜、眠れなくなる？

もはやコーヒーは日本人にはなくてはならない嗜好品。コーヒーを片手に歩く人も多く、食後や休憩時間などにコーヒーを楽しんでいる人もたくさんいます。

このようなコーヒーは、香りや味、そしてカフェインの効果で眠気防止や集中力アップが期待できるのですが、前項でも解説しているように、**カフェインは強い覚醒作用のある物質でもありますので、**その点は注意が必要です。体質によっては、昼間に飲んだコーヒーのせいで、その日の晩、寝付けなくなってしまう可能性もあるのです。

カフェインの効果は摂取後約30分程度で現れます。しかし、その効果が持続する時間は人によって大きな幅があり、**2時間程度で済むこともあれば、14時間も続く体質の人も**実在します。

夜更かしがクセになっていて、深夜まで中々眠れないという人は、コーヒーを飲む時間や量に注意してください。たった一杯のコーヒーが、不眠の原因になっている可能性はゼロではありません。

コーヒーを飲む時間を普段とずらして、何時頃に眠くなるかを調べてみてはいかがでしょうか。何日か続けることで、自身のカフェイン耐性がわかってくるでしょう。

■インスタントコーヒーが老化防止に効く

コーヒーには注意すべき点もありますが、上手に利用すれば眠気覚ましだけでなく、アンチエイジングにも役立ちます。

コーヒーは老化促進を抑制する効果があるビタミンB群の一種、ナイアシンという物質が含まれています。ナイアシンはドリップコーヒーよりも**インスタントコーヒー**に多く含まれている傾向があります。

ご自身の体質を知るには、かかりつけの医師などに相談するようにしてください。

パワーがみなぎり、病気にならない！　食の新常識（生活習慣編）⑬

サラダだけの晩ごはんで、不眠症になる

夕食をサラダだけで簡単に済ませる、という人もいらっしゃるでしょう。

しかし、これはダイエット意識が高く、寝る前に食べ過ぎると太るということを知っている人が陥りやすい罠です。夕食をサラダだけで済ますと、不眠症になってしまう危険性があります！　注意をしてください。

夜になると眠くなり、朝になると目が覚める。このリズムを作っているのは、**睡眠を司るホルモンであり自律神経を整えてくれる働きがあるメラトニン**です。メラトニンは夜になるに連れて分泌され、朝、陽の光を浴びると分泌が止まります。

メラトニンはセロトニンというホルモンから変化して産生されますが、そのセロトニンは、**必須アミノ酸のトリプトファン、ビタミンB6など**によって生成されます。

必須アミノ酸が体内で自然発生することはありません。肉などタンパク質を多く含む食材から摂取しなければならないのです。

■肉を食べれば快眠できる

メラトニンと共に、人を眠りに誘う重要な要素に体温があります。本書82ページで解説しているように、食事の後、エネルギーを吸収する際は体温が上昇して眠くなります。しかし、野菜だけの夕食では人間の体は効率よく発熱できません。

タンパク質は吸収する際に体を温める効果が高いため、夕食で肉を食べていると、それだけでその後スムーズな眠りにつきやすくなります。

さらに、トリプトファンを始めとする必須アミノ酸も補充できます。

睡眠中は成長ホルモンが分泌され、細胞の新陳代謝が行われます。成長ホルモンの原材料もタンパク質に含まれるアミノ酸です。

質のよい眠りを取るためにも、眠る3時間前の夕食に肉をチョイスしてください。

パワーがみなぎり、病気にならない！ 食の新常識（生活習慣編）⑭

青いみかんと熟したみかん、どちらが体によい？

甘くて柔らかい完熟みかんはビタミンCやビタミンE、クエン酸などが豊富。こたつに入って、家族でみかんを食べるシーンは昔から日本の風物詩になっています。しかし、健康面でみかんをお勧めしたい季節は、夏から秋なのです。夏から秋ごろに早摘みされる**青みかんは、健康効果に優れたスーパーフルーツ**といっても過言ではありません。

この青みかんは、冬に出荷するみかんが甘く育つように、果実がまだ青い内に間引かれたもの。ビタミンC、Eやクエン酸のほか、熟したみかんよりも圧倒的にヘスペリジンという抗酸化成分を豊富に含んでいるスーパーフルーツです。

ヘスペリジンは別名をビタミンPといい、高い抗酸化作用が特徴。アレルギーの改善やがんの抑制効果などが期待されています。また、血管を丈夫にし、高血圧を改善する効果もあります。

皮やスジの栄養成分を捨てないで！

青みかんは酸味が強いので、そのまま食べるのは苦手だという人は、レモンやすだちのように料理に使うというのもひとつの方法です。

ですが、ヘスペリジンはとくに**青みかんのスジや皮**に多く含まれています。できるだけ皮をそのまま活かすようにして食べることをお勧めします。

青みかんのマーマレードにしてみてもよいでしょう。

なお、ヘスペリジンがスジや皮に多いというのは、（青みかんと比べれば量は少ないものの）完熟みかんの場合も同じです。

あの白いスジを取り除くのは、大事な栄養成分をわざわざ捨てているということ！できれば、スジも余さず食べるようにしたいですね。

パワーがみなぎり、病気にならない！　食の新常識（生活習慣編）⑮

フルーツで花粉症が悪化する!?

果物を食べた時、唇や口内、喉などにイガイガした感覚や痒みを覚えることはありませんか？　それは果物に対して体がアレルギー反応を起こしているからかもしれません。このような症状は、花粉症の患者に多く発生する傾向があります。

何故ならば、**一部の果物と花粉には、似た構造の物質が含まれている**から。それがアレルギーの原因となる成分（アレルゲン）として体に影響を与えるのです。

たとえば、スギ花粉症の人は生のトマトを食べると口の中でアレルギー反応が起こりやすいといった症例もあります。

同様にシラカバの花粉症を持つ人は、リンゴやモモ、イチゴやサクランボなどでアレルギー反応が出てしまうことがあります。

ほかにもブタクサ花粉症の場合はメロンやスイカ、ヨモギ花粉症の場合はセロリやキウイ、コリアンダーなどを口にすることでアレルギーの症状が出やすいようです。たとえ特定の花粉に対するアレルギーしか出ていないとしても、注意すべきその他の物質は身近なところに隠れているのです！

知らず知らずのうちにアレルゲンが蓄積されている!?

花粉症を始めとするアレルギーの症状は、体内にアレルゲンが蓄積されていくことで発症や悪化のリスクが高まります。

花粉が猛威を振るう季節であれば、マスクの着装や薬の常用によってアレルギーの症状を抑えたり、アレルゲンの侵入を防げるでしょう。

しかし、アレルギーとは関係ないと思っていた**果物を食べたせいで、花粉症が悪化**してしまうこともあります。果物を食べた時にアレルギーのような症状が現れた場合は、その果物の常食は控えたほうがよく、かかりつけの医師などに相談してください。

パワーがみなぎり、病気にならない！　食の新常識（生活習慣編）⑯

食物繊維の摂り過ぎで便秘になる!?

食物繊維に対して「腸内環境を整えるからたっぷり摂ったほうがよい」という認識の人は多いでしょう。しかし、どれだけ体によいとされる栄養素でも、過剰に摂取すれば体に悪影響を及ぼします。

食物繊維の適正量や食物繊維が、食材によってどれだけ含まれているかについては本書16、19ページで解説しました。肉には食物繊維はほとんど含まれていません。しかし、たとえ肉を食生活の中心に置いていたとしても野菜や海藻、豆類などの食品もバランスよく食べていれば、食物繊維が極端に摂取不足になることはないはずです。

最近では、食物繊維を含んだ様々な加工食品も市販されています。コンビニなどで何気なく手に取った飲み物にまで、食物繊維が含まれている可能性があるくらいです。

その結果、摂取不足を気にして、普段から**食物繊維をたっぷり摂っている人ほど、皮肉なことに食物繊維過多になってしまう**危険性があるというわけです。

不溶性と水溶性で食物繊維の効果は異なる

食物繊維は、脂質やミネラルの吸収を阻害してしまうということは既に解説した通りですが、食物繊維は、他にも注意すべき点があります。

一言で食物繊維といっても、種類によって腸に与える影響に違いがあります。そしてこの**性質の違いによっては、腸内で問題を起こす**危険性があるのです。

不溶性食物繊維は、水に溶けにくく、消化管の中で水分を吸収して膨らみます。そして**便のかさを増やし、腸壁を強く刺激して排泄を促進**します。不溶性食物繊維はゴボウやキノコなど多くの野菜や菌類、穀類などに多く含まれています。

もう一方の水溶性食物繊維は、海藻やオクラなどヌルヌル食材に多く含まれ、消化管内の水分と混ざってゲル化し、ゼリー状になります。そして有害物質を絡めとりながら、腸壁を刺激して排泄を促進してくれます。

このように同じ排便を促す役割のある食物繊維ですが、不溶性食物繊維と水溶性食物繊維では、その排便を促す方法が違うわけなのです。摂り方を間違えれば、反対に便秘を悪化させるケースにもなりかねません。

便秘には、腸の働きが悪くなって起こる弛緩性便秘と、腸の働きが過敏になって起こるストレス性（痙攣性）便秘があります。弛緩性便秘を起こしている場合は、**不溶性食物繊維をたくさん摂る**ことで、腸を刺激しながら便の量を増やせます。その結果、スムーズに排便できるようになります。

しかしストレス性便秘の人が不溶性食物繊維をたくさん摂ってしまうと、**腸が過剰に刺激されてしまい、かえって動きが不活発に**。便秘が悪化してしまうのです。この場合は、水溶性食物繊維を多く摂って、緩やかに排便を促すのが正解です。

食物繊維は決して万能な健康成分ではありません。食物繊維の特徴を考えて食材をチョイスするようにしてください。

第５章

健康長寿
あなたを変える！
食の新常識
（外食・調理編）

あなたを変える！ 食の新常識（外食・調理編）①

ラーメンを食べるなら、とんこつと醤油、どっちが正解？

こってり味のとんこつラーメンと、さっぱり味の醤油ラーメン、健康のためには、どちらを選んだほうがよいと思いますか？

正解はとんこつラーメンです！ 脂質を多く含んでいるため健康に悪く、食後血糖値も高めてしまいそうな印象を持つ人も多いでしょう。しかし、**血糖値を上げるのは糖質の仕業**。脂質が多いからといって食後血糖値の急上昇はほとんど招きません。

とんこつスープにはコラーゲンが豊富に含まれているため、タンパク質の補給にも適しています。また、普通の醤油ラーメンを食べるのであれば、チャーシューメンを。チャーシューから食べた後、麺を食べるようにしてみてください。

ミートファーストによって血糖値の上昇を抑えられます。

炭水化物を摂る際は、脂質やタンパク質と一緒に摂ることで糖質の吸収を緩やかにできるのです。とんこつの油が麺に絡まり、糖質の吸収を遅らせてもくれます。

白米よりもチャーハンが正解！

脂質には糖質の吸収を抑える効果があるということに着目すると、これまで当たり前のように行ってきた「脂質の多そうな料理とそうでない料理」の比較が、間違いだったと思われる人は少なくないでしょう。

たとえば、クリームやベーコンをたっぷり使ったカルボナーラと、油は使っているものの具材がシンプルなペペロンチーノでは、**カルボナーラ**のほうが血糖値を上げにくいのです。白米と**チャーハン**を比較するとチャーハンが正解。**卵かけ御飯**も、白米だけで食べるより血糖値を上げにくい、つまり太りにくいメニューです。

もちろん、太りにくいからといって、大盛りでバクバク食べても平気ということではありません。**エネルギーの摂取過多はＮＧ**。そこは履き違えないように！

あなたを変える！ 食の新常識（外食・調理編）②

お酒が美容と健康の敵とは限らないわけ

ダイエットしたい、生活習慣病になりたくないなど、美容や健康に気を使っている人は、お酒に対してどのように付き合っていけばよいのでしょうか。

たとえばお酒が好きで、それまで毎日のように飲んでいたという人がいきなり禁酒を試みるのは、精神的にかなり辛いかもしれません。

ストレスによって、余計に体を壊してしまう恐れさえあります。

厚生労働省の発表によれば、**アルコールの適量は男性20グラム、女性10グラム**とされています。アルコール20グラムの目安は、度数５パーセントのビールであれば５００ミリリットル、12パーセントのワインでグラス２杯、15パーセントの日本酒であれば1合程度。持病や体質的な問題などなければ、この範囲内で飲んでも構わないでしょう。適度な飲酒であれば、**心筋梗塞や狭心症といった虚血性心疾患のリスクを減らす**効果が認められています。これはアルコールの作用で一時的に血液が固まりにくくなる、糖の代謝がよくなるなどの理由によるものだと考えられています。

お酒を飲む際に気をつけたいポイント！

お酒を飲んだ後は同量の水を飲むとよいでしょう。アルコールを代謝する過程で体内の水分が消費されます。**水を飲めば脱水症状や悪酔いなどを防げます。**

また、お酒を飲む際は、一緒に食べる物に注意を向けてください。コンビニや居酒屋メニューのおつまみには糖質が大量に隠れている場合が多いからです。

筋トレなどを行っている人の場合は、**運動後30分以内の飲酒**は避けておいたほうがよいでしょう。アルコールにはタンパク質の合成を阻害する作用があるため、運動後の筋肉の成長が見込めなくなってしまうからです。

飲酒は全面的にNGというわけではありませんが、適量を守りましょう！

あなたを変える！ 食の新常識（外食・調理編）③

居酒屋で炭水化物は食べない

居酒屋といえばフライドポテトやポテトサラダ、ピザなど、炭水化物が豊富に含まれた料理が定番メニューになっている場合があります。それらに加えてチャーハンやおにぎり、お茶漬けやガーリックトーストなど主食まで注文してしまったら、血糖値の急上昇は免れられないでしょう。

アルコールには食欲を増進させる作用があります。肝臓はアルコールを分解する作業に集中しますので、**糖分を蓄える作用がおろそかになり低血糖に**。そのため、炭水化物のように糖が大量に含まれているものが欲しくなってしまうのは自然なことなのです。ただし、**飲酒中は食欲のブレーキが効きにくい**ため、炭水化物を摂り過ぎてしまう危険性があります。炭水化物は避けるようにしましょう。

居酒屋ではできるだけ、炭水化物の少ない肉料理を食べるようにするとよいでしょう。刺身などの魚介類やサラダなど野菜類も添えれば、栄養面でもバランスを取れるはずです。ただし野菜の中でも根菜類は炭水化物が多めなので、できれば避けたほうがよいでしょう。

■抗酸化力の高いナッツ類もお勧め

おつまみといえばナッツ類も人気。実はアルコールと一緒に**ナッツを食べることは、大変理にかなっている**のです。

ナッツはマグネシウムや銅、亜鉛などのミネラル、抗酸化作用のあるビタミンB群やビタミンEなど、多くの栄養素を多く含んでいます。アルコールの代謝で消費されるビタミンやミネラルを、おつまみから補うことができるというわけです。

摂取する栄養素やその量に気をつけて、お酒と料理を楽しみながら、ストレスを解消。心も体もリフレッシュしましょう。

あなたを変える！ 食の新常識（外食・調理編）④

パンを選ぶなら全粒粉

外食の際、主食を選ぶ時は茶色い（？）主食を選んでください。白い主食はできるだけ避けるようにしましょう。

茶色い主食とは、全粒粉やライ麦パン、玄米のことです。一方の白い主食とは、白いパンや白米などです。

白い主食は元々の原料から精製されており、消化吸収されやすいという特徴があります。たとえば、通常の白い小麦粉は小麦の胚芽部分のみを使っています。消化吸収の効率がよい分、**血糖値を急激に上げやすい**のです。

また、精製された素材は味や風味のクセはありませんが、同時に多くの栄養素も失われています。

精製過程で取り除かれる米や小麦の表皮などには、ミネラルやビタミンが豊富に含まれています。**茶色い主食の場合、取り除かれる表皮は最小限**なのです。

全粒粉は小麦粉の一種。小麦の表皮も一緒に粉にしているため、栄養価抜群です。白い小麦粉に比べて消化吸収の効率はよくありませんが、それはつまり血糖値を上げにくいということでもあります。

また、**玄米には白米の6倍の食物繊維**が含まれているといわれています。

もちろん白いパンよりも、全粒粉やライ麦パンのほうが食物繊維は多く、腸内環境が整います。そして、茶色い主食をゆっくりとよく噛んで食べることで自律神経も安定し、免疫力のアップに繋がります。このように、茶色い主食にはメリットが多いのです。

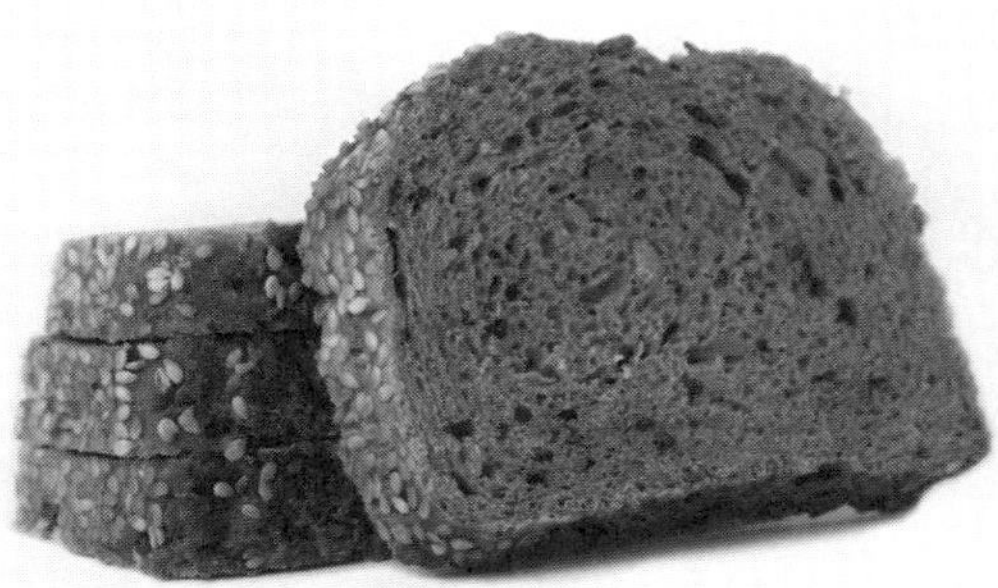

茶色い主食は血糖値を上げにくい。

あなたを変える！ 食の新常識（外食・調理編）⑤

唐揚げにマヨネーズはお勧めの食べ合わせ！

ダイエットや健康管理をするに当たり、脂質そのものを必要以上に目の敵にすることはありません。食後の血糖値を上げ、**肥満の原因となる敵はほとんどが糖質**です。ですから、選び方に注意すれば揚げ物を注文しても問題ありません。しかし、知らず知らずのうちに糖質を摂ってしまうかもしれないのでそこは注意してください。

たとえば、揚げ物を注文するのであれば、**フライよりも唐揚げ**を選んでください。フライやトンカツは小麦粉とパン粉を使うため、どうしても糖質の量が多くなります。天ぷらも種類によっては衣が多めです。サクサクの衣は魅力的かも知れませんが、その分、小麦粉を多く使っているということを気に留めて置いてください。

唐揚げは、フライや天ぷらと比べると炭水化物が少なめといえるでしょう。衣が分厚い場合は、衣を取って中の肉だけ食べるという手段もあります。揚げ物を食べる場合は、**できるだけ衣が薄く、素揚げに近いもの**を選んだほうがよいでしょう。

唐揚げの衣は大豆粉がお勧めです

もしも家庭で揚げ物を作る際は、衣を薄くする工夫をしてください。材料の水気は予めよく切っておくこと。フライを作る場合は、きめ細かいパン粉を使い、衣が付き過ぎないように気をつけましょう。

ちなみにせっかく糖質の少なめな唐揚げでも、**トマトケチャップやバーベキューソースなどをつけて食べるのはNG**です。糖質が意外に多く含まれています。どうしても、という場合は、マヨネーズにしてください。マヨネーズ（全卵型）の糖質は、15グラム中約**0・1グラムといわれています。また、唐揚げの衣は、糖質の少ない小麦の皮で作ったふすま粉や大豆粉**にするのもお勧めです。

あなたを変える！　食の新常識（外食・調理編）⑥

夕食や飲み会に備えて昼食を抜くと太る！

「今夜は飲み会があるから、いっぱい食べることになりそう。だから昼食抜きで夜に備えよう……」と、1日に摂取する糖質や総カロリー量を気にする気持ちはわかります。飲みの席では、ついつい食べ過ぎてしまいがちですからね。

だからといって、昼食抜きのような対策を取ろうとするのは絶対にNGです！　飲み会の前にきちんと昼食を食べた時よりも、**1食分抜いたほうが体への健康被害が大きくなる恐れがある**のです。

既に度々説明しているように、空腹状態から急に食事を行うと血糖値の急上昇を招きます。インスリンが大量に分泌され、その働きによって今度は血糖値が急激に低下することに……。

血糖値が正常範囲よりも急に低くなると、血糖値を上げようとするホルモンの分泌が盛んになります。すると、**糖質の多い食品をいつもより多く求めようとする傾向**があるという研究結果があります。さらに、それは肥満傾向の人には顕著に現れます。食欲の衝動が抑えられなくなるのです。

急激な低血糖は、貧血症になる恐れもあります。

キンキンのビールを一気飲みしては駄目！

胃がほとんど空の状態でお酒を飲むと、アルコールの回りも早くなってしまいます。酔って判断力が低下した状態で、アルコールによる食欲増進効果を受け、さらに低血糖による空腹感を味わうとなると……。食べ過ぎの危険度は激増します！

飲み会では冷たいビールで乾杯し、一気飲みするという習慣があるという人はすぐに止めましょう。内臓を冷やし、むくんだ状態にしてしまいます。内臓のむくみは外から見てもわかりませんが、**確実に体年齢の老化を招きます**。

あなたを変える！ 食の新常識（外食・調理編）⑦

白いパンはバターを塗ったほうが太りにくい！

健康やダイエットのことを考えると、脂質を積極的に使うのは不安に思うかもしれません。しかしそれはもう、古い常識です！

白いパンはそのまま食べるよりも、バターを塗ったほうが太りにくいのです。炭水化物と脂質を一緒に摂ると、血糖値の上昇が抑えられます。使用するバターは牧草のみで育てられた牛のミルクを使った**グラスフェッドバターがお勧め**です。健康効果が高く、動脈硬化の予防効果も期待できます。

老化や肥満、生活習慣病を防ぐため、良質な脂質を効果的に使いましょう。

また、パスタやパンを食べる時はオリーブオイルをかけるのもよいでしょう。地中海風でとてもおいしい……というだけでなく**炭水化物の悪影響を減らせるから**です。

オリーブオイルの健康効果

オリーブオイルは、不飽和脂肪酸の一種であるオメガ9系脂肪酸を豊富に含んでいます。オメガ9系脂肪酸には、血糖値の上昇を緩やかにする効果があり、さらに動脈硬化の予防も期待できます。

オリーブオイルの中でも、とくにエクストラバージンオイルはその健康効果が抜群です。通常のオリーブオイルよりも、ポリフェノールを始めとする健康成分の含有量が多いのです。植物に含まれる健康成分として知られる**ポリフェノール類は、高い抗酸化作用**を持っています。

理想は1日に大さじ1杯のエクストラバージンオイルを摂ること。炭水化物にふりかけるだけでなく、ドレッシングに使うなどして毎日摂取するとよいでしょう。

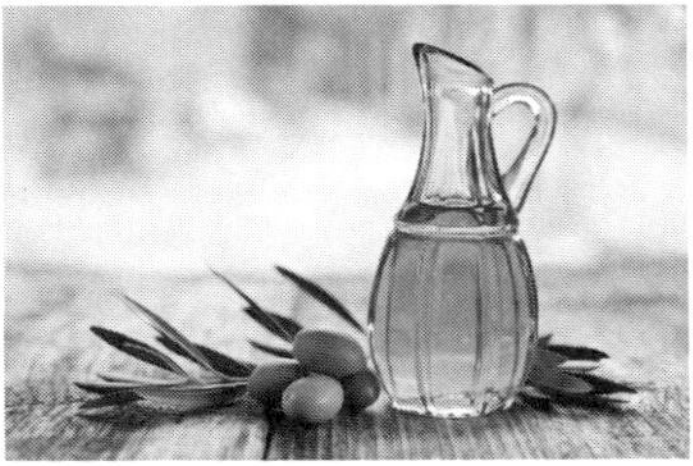

オリーブオイルは血糖値の上昇を抑え、健康効果が高い。

あなたを変える！ 食の新常識（外食・調理編）⑧

野菜たっぷりでも、鍋料理は健康的じゃない!?

寒い季節になると恋しくなる鍋料理。白菜、キノコ、ネギ、大根など様々な野菜をたっぷり食べられるからとても健康的なのかと思いきや、**実は食べ過ぎ厳禁の危険な料理**です！

野菜に含まれているビタミンB群やビタミンCは水溶性ビタミンといい、水に溶け出てしまう性質があります。また、加熱調理によって効果が減退しやすく、その傾向はとくにビタミンCが顕著です。

鍋料理の野菜を食べても、ビタミンが失われて思い通りの健康効果を得られない可能性が高いのです。

ビタミンの溶け出たスープを飲もうにも、味噌や醤油、塩で味付けされた寄せ鍋の場合は塩分が非常に濃いという難点があります。

また、ちくわや、はんぺんのような練り物も人気の具材ですが、これらは糖質がとても高めです。そして鍋料理のしめとして当たり前のように行われている、ご飯や麺類を入れ、スープをたっぷり吸わせて食べる雑炊。**糖質と塩分を過剰摂取することになる危険な行い**といわざるを得ません。

鍋料理が絶対NGというわけではありません。**野菜に火を通し過ぎないこと、スープを大量に飲まないこと、糖質が多く含まれる具材に気をつけること**。この3点に気をつけて、体に健康被害の少ないお鍋を楽しみましょう。

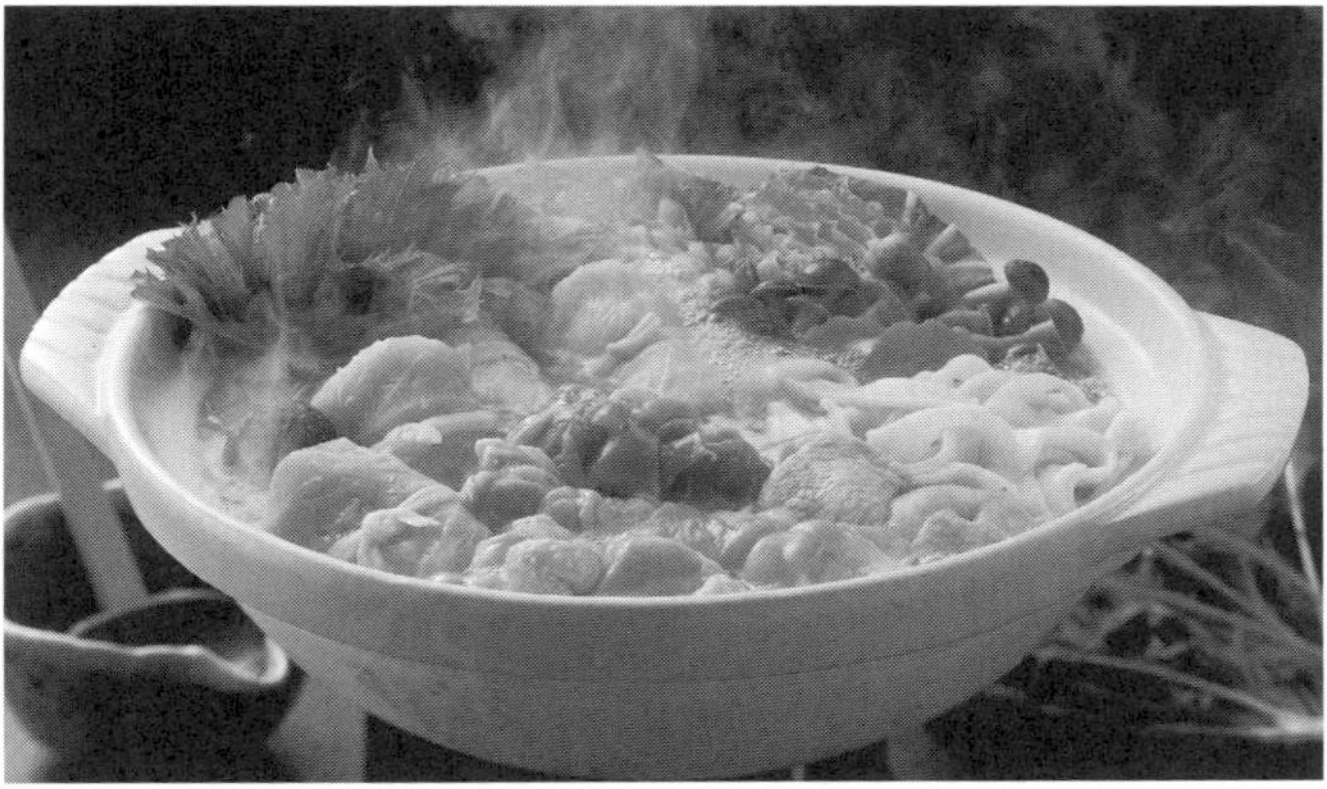

冬の定番、鍋料理。野菜は豊富だが食べ方次第では大変危険。

あなたを変える！　食の新常識（外食・調理編）⑨

焦げた肉は食べてはいけない！

肉のジュージュー焼ける音は食欲をそそります。焼き肉やバーベキューなどでは、焦げ目がしっかり付くほど焼いた肉を好む人がいるかもしれません。でも、焦げた肉を食べるのは避けたほうが無難です。

食べ物の焦げには発がん性があると、耳にしたことがあるという人も多いでしょう。これは紛れもない真実。ヘテロサイクリックアミンという**発がん性物質による影響**なのです。

肉に含まれているアミノ酸とクレアチンという物質が高熱によって化学反応を起こした結果生まれる物質で、肉を焦がした際に出る煙の中にも含まれています。

これに対する対処方法は、なんといっても焦がさないことが第一！

焦げにはヘテロサイクリックアミンの他にも様々な老化物質が含まれているため、「ちょっと焼け過ぎちゃったかな？」という肉は食べないか、焦げた部分をこそぎ取るようにしてください。

加熱し過ぎた肉は、たとえ焦げるまで行かなくても、アミノ酸のバランスが変質しています。タンパク質を十分に摂れなくなる可能性があるため、神経質になる必要はありませんが、多少もったいなくても無理をしてまで食べるのはやめましょう。

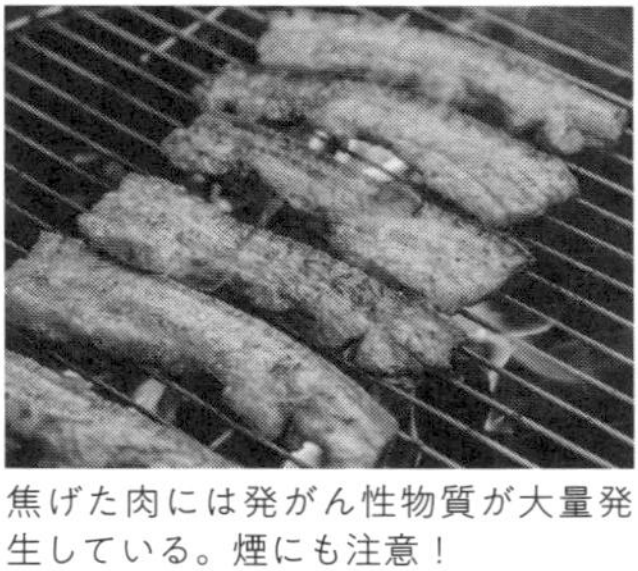

焦げた肉には発がん性物質が大量発生している。煙にも注意！

焦がさないように火力を調節して

網で肉を焼く場合、肉から落ちた脂が火を強くして、焼き過ぎてしまうというケースが多いでしょう。肉を火の弱い場所に動かしながら焼く、氷を網に載せてこまめに炭火の勢いを落としながら焼くなど、面倒だと思わずにこまめに調整しましょう。

あなたを変える！ 食の新常識（外食・調理編）⑩

どんな栄養成分でも摂り過ぎは危険

本書では肉を優先したミートファーストの食事術を推奨していますが、ハムやベーコンのような加工された肉についてはどうでしょうか。

肉の色をきれいなピンク色に見せるため、発色剤として使われる亜硝酸ナトリウムやソーセージやハムの着色料として使用される、赤色102号や赤色104号などのタール色素など、加工された食肉製品の多くは食品添加物が含まれています。

いずれも体への影響が懸念されており、**食品添加物の中には海外では使用が禁止されているものもあります**。しかし、これらの添加物が本当に問題となるのは、想定されている許容量を遥かに越えて摂取した場合です。

どんな物質でも摂り方によっては危険です。たとえば、ビタミンCは抗酸化作用が高いことで知られていますが、**ビタミンCを過剰に摂取すると肝がんのリスク**が高まるという研究結果も出ています。

どんな物質も摂り過ぎれば毒になり得ますし、一定の基準値以下しか摂らないのであれば、そこまで大きなリスクにはならないのです。

極端に食事を制限するのはストレスになる！

現在の私たちの生活の中で、食品添加物を完全に回避することは難しいでしょう。

食材を選ぶ時は、予算や手に入れる手間など、自分にとって何が大切なのかを考えて、納得できる食材を探してください。

あれも食べられない、これも食べられないでは、ストレスが溜まって逆に体調を崩してしまう恐れさえあります。

加工肉でも**リスクを最低限に抑えられます**。便利な食材を自分の生活の中に上手に取り入れましょう。でも、過剰摂取はＮＧです。

あなたを変える！ 食の新常識（外食・調理編）⑪

レモンは美容効果だけでなく老化防止になる

こんがり焼いた肉は香ばしくておいしい上に、タンパク質が豊富でヘルシー。しかし**多くの食材は火を通すことでＡＧＥｓという老化物質を発生させます**。ＡＧＥｓが体に蓄積されていくと、糖尿病や動脈硬化、脳卒中やアルツハイマー型認知症など、加齢に関係している様々な疾患を進行させることがわかっています。

このＡＧＥｓは、私たちの体の中でも自然に発生しています。ですが過剰に恐れる必要はありません。体の外から入り込むＡＧＥｓの量は、少しの工夫だけで減らすことができます。

それは料理にレモンや酢を足すこと！ **レモンや酢に含まれているクエン酸には、食品中のＡＧＥｓを減少させる効果**があります。

また、クエン酸には唾液や胃液の分泌を促進し、消化吸収を助ける効果もあります。本書で度々ご説明している通り、ビタミンCにはコラーゲンの合成を促す作用もあるため、肉料理との相性はピッタリです。

唐揚げに添えられているレモンを絞らないという人も、今日からレモンを使うようにしてみてはいかがでしょうか。

食材の工夫でAGEsを下げる

クエン酸のほかにも、AGEsに対抗できる物質があります。ビタミンB1、B6にはAGEsの発生を抑え、さらに体内で発生したAGEsを下げる性質があります。

ビタミンB1はゴマやマイタケ、ピーナッツに豊富。食肉の中では豚肉もビタミンB1含有量が多いことが判明しています。

ビタミンB6はニンニクやバジルに豊富。肉料理のアクセントとして欠かせない存在ですが、老化防止の面でも理にかなっているのです。

あなたを変える！ 食の新常識（外食・調理編）⑫
コレステロールを目の敵にしない!?

肉を調理する時、「なるべくコレステロール値の上がらない肉を選びたい」と考えていませんか？ コレステロールは動脈硬化などの原因とされ、できる限り摂らないほうがよいといわれ続けてきました。しかし、一概にコレステロールが悪とはいえません。

コレステロールにはいくつか種類がありますが、一般に悪玉コレステロールと呼ばれるＬＤＬはコレステロールを全身の必要な部位に届け、善玉コレステロールと呼ばれるＨＤＬは余ったコレステロールを回収する役割を果たしています。

コレステロールとは脂肪分のひとつ。すでに解説している通り、人は脂肪を各種ホルモンや細胞膜の材料として利用しています。悪玉と呼ばれているＬＤＬコレステロールも、数値が高いと感染症にかかりにくいという報告もあります。

本当の問題点は酸化と糖化！

コレステロールについて本当に気をつけなければいけない**問題点は、ＬＤＬが酸化**することです。人間が活動するためには酸素が必要ですが、体の中で酸素を使う度に、活性酸素という物質が発生します。

活性酸素には免疫機能としての役割もあり、病原菌を攻撃する役割も果たしているのですが、体内の細胞を酸化させる老化物質としても働いてしまうのです。

ＬＤＬコレステロールが活性酸素の影響で酸化すると、動脈硬化を引き起こす酸化ＬＤＬに変質してしまいます。これが、ＬＤＬが悪玉コレステロールと呼ばれてしまう理由と考えられています。

コレステロールを摂らないことよりも**酸化を防ぐことが大切**です。抗酸化作用のある食品については、前項で解説しているＡＧＥｓを下げる食品を参照してください。

おいしく、健康的に食べるためには、酸化と糖化への対策が大切です！

あなたを変える！ 食の新常識（外食・調理編）⑬

脂質を摂っても、肥満にはならない！

長らく「カロリーが高いものは太りやすい」と考えられてきた結果、カロリーが高めな傾向にある脂質は、ダイエットなどには嫌われてしまいがちな栄養素でした。

カロリーとは「1リットルの水の温度を1度上げるために必要なエネルギー」のこと。食べものが燃える時に、どれだけの熱が発生するかを表しています。人間が活動すると熱が発生します。そして食事で摂取したカロリーの分、運動で消費しなければ余剰カロリーが脂肪になる……、というのがカロリーの基本的な考え方です。

しかし、人間の体脂肪が増えるのは糖質の仕業です。血糖値の上昇によってインスリンが増え、その働きによって脂肪細胞に糖が蓄えられるからです。

カロリーの高い**脂質を摂っても肥満とは関係ありません**。もちろん、摂り過ぎればどんな物質も毒になります。脂質だけが取り立てて体に悪いわけではないのです。

健康によい脂肪をしっかり摂ろう

脂質の中には、その高い健康効果から注目を集めているものがあります。

脂質は、常温で固体の飽和脂肪酸や常温で液体の不飽和脂肪酸など、いくつかの分類ができます。不飽和脂肪酸の中でもオメガ3系脂肪酸と分類される油は、高血圧や動脈硬化の予防、アトピーや腸内環境の改善など多くの健康効果が認められています。

オメガ3系脂肪酸の中では、亜麻仁油やエゴマ油に含まれているαリノレン酸が代表的。最近では、スーパーなどの店頭にも数多く並んでいますね。

しかし、これら**オメガ3系脂肪酸には酸化しやすいという弱点**があります。開封したら、早めに使い切るように気をつけてください。もしも、開封してから1ヶ月以上経つようであれば、調理用として使わないほうがよいでしょう。新しい油と比べてかなり色が濃い、泡が立つなど、違和感がある場合は使わないようにしてください。

あなたを変える！　食の新常識（外食・調理編）⑭

嫌われものの灰汁は栄養素だった

日本料理では丁寧な灰汁取りが味を左右するといわれています。しかし、灰汁は取り過ぎてしまってもよいものでしょうか。

渋味やえぐ味、苦味などがあるため、好ましくない成分として当たり前のように取られてしまっている灰汁ですが、材料によっては旨味成分やビタミン、ポリフェノールなどの栄養素が豊富に含まれています。

たとえば山菜の中には、人間が摂取すると吐き気を催す成分があります。これを防ぐためには灰汁をしっかりと取って捨てる必要があります。

しかし、灰汁取りが必須のように考えられているごぼうから灰汁として流れ出ているものは、抗酸化作用のあるタンニンというポリフェノールの一種です。

■捨てられがちな野菜くずも活用！

灰汁と同様、野菜の皮やヘタ、芯などは料理に使われずに捨てられてしまう部位です。しかし本当はこれ、栄養の吸収を考えると、とても**もったいない**ことなのです。

たとえば根菜類は栄養を皮に集めて分厚くすることで、水分が外に抜け出さないようにする性質があります。そのため、レンコンは抗酸化作用があるポリフェノールが、ダイコンはミロシナーゼという、がんを抑制する酵素が皮に多く集まっています。白菜やキャベツなどの野菜も外側の葉ほど栄養素が豊富です。これは太陽の紫外線から身を守るためだと考えられています。

捨てられがちな部位は、そのまま食べるには食感や見た目で難があると考えがちですが、これらを有効活用するコツは、**鍋で煮出してだしを取ること**。ベジブロスといい、野菜の栄養成分がたっぷり出た、うまみたっぷりのスープができます。ただし、農薬の心配がある野菜は使わないほうがよいでしょう。

あなたを変える！　食の新常識（外食・調理編）⑮

手抜き料理は健康の秘訣!?

何時間もじっくり煮込んだり、一口で食べられるように素材を細かく切ったり……。大切な人のために手間のかかる料理を作るのは、気持ちのこもった愛情表現です。

でも、そこまで凝った料理を作っても、食べる相手の体のためになるかどうかは、なんともいえません。健康という観点から考えると、実は料理は手抜きをしたほうがよいケースもあるからです。

たとえば、（ビタミンKのような例外はあるものの）多くのビタミンは熱に弱い傾向があります。とくにビタミンCは熱に弱く、加熱すると酸化してビタミンCとしての効果を発揮できなくなってしまいます。

また、ビタミンCやビタミンB群など水溶性のビタミンを含む食材の多くは、細く切って茹でたり、煮たりすることで水中にビタミンが溶け出してしまう恐れもあります。

手抜き料理のススメ！

細かく切ったり、熱を加えて柔らかくなった料理には、「**咀嚼回数が減る**」という問題点があります。食事中によく食材を噛むことは消化を助けるなど非常に大切な行為です。ほとんど噛まず、まるで飲むかのように食べられる柔らかい料理は、食事時間を短くしてしまい、食べ過ぎや肥満の原因になってしまいます。

健康や美容の観点からすれば、料理は手を抜いたほうがよいのかもしれませんね。

大ぶりに切った野菜は食感を楽しめますし、長時間煮込まずサッと火を通した料理は素材の風味を楽しめるメリットがあります。

たまにはじっくり時間をかけた料理も作りたい！　という人は、献立にひと工夫を。柔らかい料理を作る時は、同時に噛み応えのある肉料理や歯応えのある根菜を添えたりと、1回の食事での咀嚼回数が増えるようにしてみてください。

あなたを変える！ 食の新常識（外食・調理編）⑯

生野菜は消化しにくいが、消化によい？

食べた物を消化し、体内に摂り込むためには**消化酵素**の働きが必要です。

消化酵素には、主に唾液に含まれ、炭水化物を糖に変えるアミラーゼや胃液、腸液に含まれ、タンパク質を分解するプロテアーゼ、膵液に多く分布し脂肪を分解するリパーゼなどがあります。これらの消化酵素のお陰で人間は、肉や穀類をスムーズに消化吸収することができるのです。

ところが、多くの野菜の細胞壁を構成するセルロースは、炭水化物の一種ではありますが、人間の持つ消化酵素では分解できません。

野菜の細胞壁の中には様々な健康成分が包み込まれています。これを吸収するためには、野菜の細胞壁を破壊しなければならないのです。

細胞壁を破壊する最も簡単な方法は、よく噛んで食べることです。咀嚼をすることで食材の細胞膜を細かく破壊し、栄養を効率よく摂り込むことができます。

加熱調理をすることもひとつの方法ですが、ビタミンCを始め熱に弱い栄養素もあるので場合によりけりでしょう。毎食の咀嚼回数を増やす意味では生がお勧めです。

生の食材が肉の消化をよくする！

生野菜は消化しにくい食物ですが、他の食材を消化しやすくする作用があります。

消化酵素は胃腸薬などでも利用されているように、体内で分泌されるだけではなく、様々な食材に含まれるものを外から取り入れられます。

玉ねぎや大根、パイナップルやキウイには、タンパク質を分解する酵素が含まれています。肉と一緒に漬け込むと、肉が柔らかくなるというのをご存知の人も多いでしょう。消化酵素は熱に弱いため、生野菜の状態で肉と馴染ませてから調理したり、加熱せずに肉と一緒に食べたりするとよいでしょう。

あなたを変える！ 食の新常識（外食・調理編）⑰

注意！ モロヘイヤは危ない野菜だった！

オクラやレンコン、山芋などに含まれるネバネバした成分は水溶性食物繊維の一種です。胃腸を守り、消化機能を改善する作用があります。

この成分には、タンパク質の吸収を促す効果があります。肉を食べるなら積極的に摂取したい成分といえます。

そんなネバネバ野菜の一種にモロヘイヤがあります。でもこのモロヘイヤ、とんでもなく危険な植物だということをご存知でしょうか。

それは、モロヘイヤの種子や茎にはストロファンチジンという毒性の高い物質が含まれているから。誤って口にすれば**心不全を起こす危険性**があります。

食用として市販されているモロヘイヤの葉には毒性はありませんが、家庭菜園で育てている場合や野生のモロヘイヤは、とくに葉以外の部分に注意をしてください。

■ネバネバ野菜は生で刻んで！

ネバネバ野菜を食べる場合、茹でてから切るという人も多いと思います。しかし、ネバネバ成分の効果を得たいのであれば、これは残念な調理法です！

ネバネバ成分は熱に弱く、**加熱調理をするとせっかくの健康効果が減少**してしまいます。幸いにしてモロヘイヤ、オクラ、レンコン、山芋は健康な人であれば生でも食べられる野菜です。できるだけ火を通さずに、生で食べることをお勧めします。

ネバネバ野菜の健康パワーをより高めたい場合は、切り方にもコツがあります。できるだけ細かく刻んで粘りを増やしましょう。

このネバネバが含まれているのは野菜の細胞膜の中です。細かく刻んで細胞膜を破壊し、そこから外に出してやることで体に吸収されやすくなるのです。水溶性の物質なので、粘り気が足りないと感じた場合は少量の水を加えるとよいでしょう。

あなたを変える！ 食の新常識（外食・調理編）⑱

ステンレス製の無水鍋以外で調理をしない

調理をする時、小さな工夫でより健康的な料理に仕上げられることがあります。

たとえば、脂質は人体にとって必須の栄養素ですが、摂り方や油の種類によっては健康に悪影響を及ぼす事があります。本書では度々不飽和脂肪酸について触れていますが、不飽和脂肪酸にはオメガ６系脂肪酸という種類があります。

オメガ６系脂肪酸には肉や魚、貝類に多いアラキドン酸のほか、ベニバナ油やコーン油など食用油に多く含まれる**リノール酸**があります。

このリノール酸は、**摂取量が多いと大腸炎のリスクを高める**ことがわかっています。

こうした食用油を使って炒めものを作る場合は、できれば、ステンレス製の無水鍋を使ってください。鉄製などとくに何のコーティングも施されていないフライパンや鍋に比べ、ステンレス製の無水鍋は油の使用量を減らせます。

糖質や脂質の多い料理が好きな人や内臓脂肪が多い人は要注意。摂取エネルギーを抑えるに越したことはありません。**食用油、とくにリノール酸の使用量は減らす**よう心がけましょう。

薄味のお弁当で食中毒に？

健康について考えるのであれば、調味料の使い方についても気にしておくべきです。皆さんは、ヘルシーな味付けといえば無条件に「薄味」とお考えになるのではないでしょうか。

確かに塩分の摂り過ぎは大変危険です。血液中の塩分濃度が高くなれば高血圧になり、放置すればやがて動脈硬化を起こしてしまう危険性があります。また、摂取した塩分をろ過するのは腎臓の役目です。腎臓への負担が大きくなると、腎臓病や腎不全を引き起こす恐れもあります。

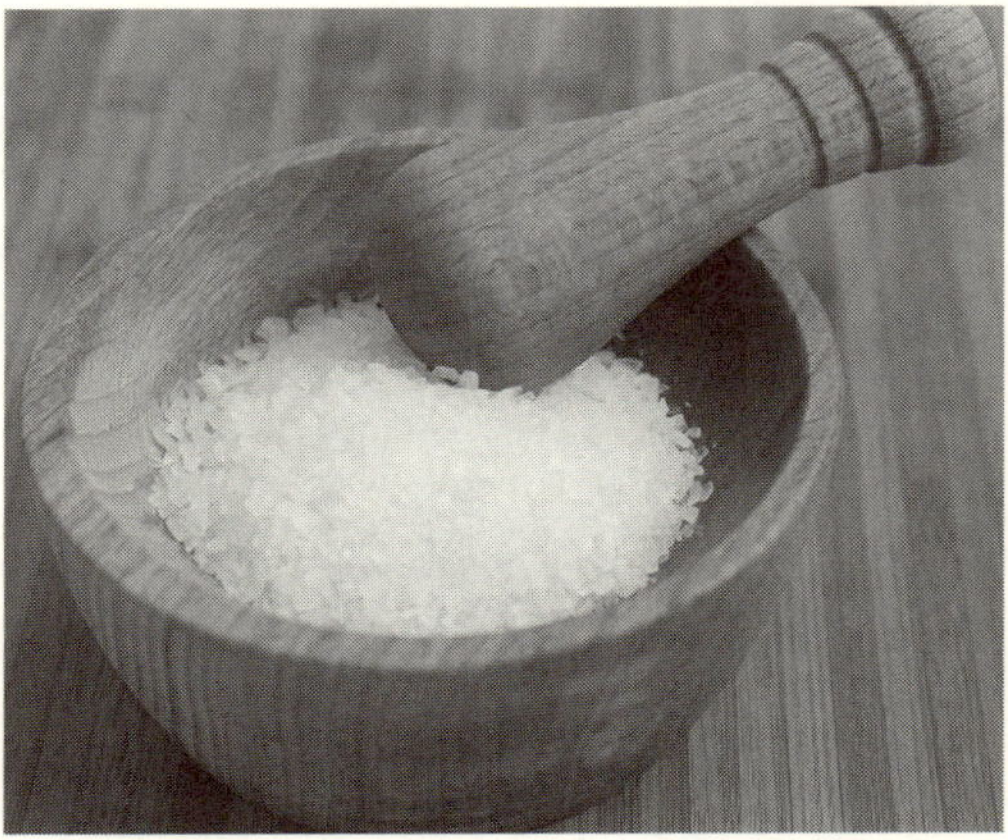

1日の塩の摂取上限は、成人男性8.0ｇ、成人女性7.0ｇ。

このような疾患を防ぐために、できる限り塩分は控えたいものですが……。夏場にお弁当を作る場合は、塩分を控え過ぎるのは逆に危険を伴います。

調味料には殺菌作用があります。人類の歴史の中で、塩漬けや酢漬けなど、調味料の殺菌効果は保存食などに利用されてきました。

そこで、調味料を控えてしまい**薄味にした場合は、食中毒を引き起こす雑菌が繁殖してしまう**恐れがあります。

塩や味噌、醤油など摂り過ぎは禁物ですが、殺菌効果に優れています。食中毒が心配な季節であれば、適度に使用したほうが安心なのです。

第６章

美しく痩せる、
いつまでも若々しく！
食の新常識

（美容＆ダイエット編）

運動で体重は減らない！

「食事制限はせず、運動だけで痩せたい」そう考える人は多いです。でも、残念なことに**運動で減らせる体重には限界があります。**

というのも、脂肪を１キログラム落とすのに必要な消費カロリーは約７千２００カロリー。30分のウォーキングで消費できるカロリーは約１００カロリーです。もし**７千２００カロリーを消費したいのであれば、36時間歩き続ける必要があります。**普通の生活を送りながらでは、無謀ともいえる気の遠くなるような道のりです。

他にも「食事制限で痩せると筋肉が落ちる」と心配される人もいます。確かにテレビや雑誌などでもよく聞く理論なのですが、コレは机上の空論!?

まず、食事で糖質を制限するとグリコーゲンが使われ、その次に脂肪が燃焼します。

その脂肪が全て使われてから初めて筋肉が使われるわけです。

一般に70キロの男性には1ヶ月以上の脂肪のストックがあると考えられています。無人島で遭難して長期間何も食べられない場合の話であれば別ですが、普段の生活で筋肉からエネルギーを使わなければならないほど食事制限を貫いてしまうことなどほとんどないといえるでしょう。

■ミートファーストなら空腹に苦しむことはない！

「運動だけで痩せるのは無理なのはわかったけど、空腹に耐えるのは辛い！」などという人の声も聞こえてきそうですね。しかし、**ダイエットに必要なのは糖質制限だけ！**肉や魚などのタンパク質を最初にたっぷりと摂取するミートファーストなら、主食の糖質を減らしても満腹感を得られるはずです。空腹で苦しむことはありません。痩せるためには、カロリーを過度に気にする必要はなく、良質な油やタンパク質をたくさん食べるようにしてください。

美しく痩せる、いつまでも若々しく！　食の新常識（美容＆ダイエット編）②

運動中のエナジードリンクやプロテインは危険？

「エナジーがみなぎる」、「健康になる！」というキャッチコピーにつられて、運動前や運動中にエナジードリンクや清涼飲料水を飲む人は多いでしょう。実は、これらのドリンクを摂ることは健康的ではありません。

人間の体の中には4・5リットルの血液が流れ、ブドウ糖の濃度である血糖値は空腹時で90ミリグラム／デシリットル。通常は**血液中には4グラム程度のブドウ糖が存在すれば十分**なのです。

一方、スポーツドリンクに含まれる砂糖の量は33・5グラム。これは**スティックシュガー11本分**に相当します。この大量の砂糖を一気に体に流し込むとどうなるでしょうか。もちろん、血糖値が急上昇します。いわゆる「血糖値スパイク」と呼ばれる状態に。

血糖値が上がるとセロトニンやドーパミンなどの脳内物質が分泌されて、頭はスッキリ、ハイな気分になります。

しかし、大量のインスリンが分泌して血糖値を急降下させるのです。ハイな気分から一転して、イライラ、だるさなどの不快な症状が現れだすでしょう。するとまた糖質を摂りたくなる……。**糖質中毒へのループに陥ってしまうというわけです。**

運動中の水分補給はこまめに行う

運動中は水をこまめに摂取することが大切です。糖質やカフェインを含まない飲み物で水分を補給し、さらに塩飴を舐めてミネラルを補給するといいでしょう。

水分補給ではなく、トレーニング効果を高めるためにプロテインを飲みたい場合、ホエイプロテインがお勧めです。摂取によって高血糖が改善した、という研究報告があります。ただし、プロテインの大量摂取は腎機能に影響を与える場合があります。糖尿病の人がプロテインを摂取する場合は、医師の判断を仰ぐようにしてください。

美しく痩せる、いつまでも若々しく！　食の新常識（美容&ダイエット編）③

食後すぐ運動するのが効果的！

食後すぐに動くと胃の消化活動を邪魔し、横腹が痛くなる。そのため「食後は、ゆっくり休憩しよう」という定説が唱えられています。

でも、これは間違い！　**食後すぐ（30分後）に体を動かすほうが健康によい**といえます。炭水化物など糖質を摂取すると血糖値が上がります。食後にのんびりすることは肥満や糖尿病のほか、頭痛やだるさなど体の不調を引き起こす原因になります。また、どんどん脂肪を溜め込む体質にも繋がるでしょう。

一方で**食後30分後くらいに15分程度ウォーキングすると、血糖値の上昇が落ちつく**ことがわかっています。ランチタイムの後もバリバリと仕事がしたいなら、食後すぐに動き出すことが重要！　肥満を防ぐだけでなく午後のだるさや眠気も予防し、集中力を高めることができます。外に出るのが面倒という方は階段の上り下りやストレッチ、スクワットなどで体を動かすようにしてください。

ちなみに、横腹が痛くなる人はただの食べ過ぎの場合がほとんどです。腹6〜7分目を心がけるようにすれば、軽い運動で横腹が痛くなることはなくなるはずです。

空腹時に運動するのはＮＧ

他にも「運動は空腹時に行うことで、脂肪燃焼効果が高まる」ともいわれていますが、これも間違った認識といえます。

というのも、**空腹時に運動をすると「糖新生」が起こる恐れが高まってしまう**のです。糖新生とは、下がり過ぎた血糖値を上げるために肝臓から新たに糖を作り出すこと。空腹で運動すると糖新生が盛んに起こります。

そして上がった血糖値を下げるためインスリン分泌も活発になり、その結果、太りやすくなってしまうのです。

美しく痩せる、いつまでも若々しく！　食の新常識（美容&ダイエット編）④

グルテンフリーと糖質フリーは違う

プロテニスプレーヤーのノバク・ジョコビッチ選手や有名モデルのミランダ・カーが実践していることで一躍ブームとなった「グルテンフリー」。炭水化物を摂らない「糖質フリー」と混同している人がいるようですが、この2つは根本的に違います。

まず**「グルテン」は炭水化物ではありません**。グルテンとは、小麦・大麦・ライ麦などの穀物に含まれるタンパク質の一種でグルテニンとグリアジンが合わさり、水で練り上げた時にできる成分のこと。パンの美味しさやモチモチとした食感の元になる成分で、水に溶けにくく、消化されにくいのが特徴です。

恐ろしいのは、グルテンが原因で発症するグルテンアレルギーや自己免疫疾患であるセリアック病。**他にも血糖値の上昇、食欲増進や糖尿病、腸内環境のバランスを壊**

し、便秘や下痢などの体内トラブルを引き起こすこともわかっています。つまり、グルテンフリーは体質改善を目的とするための食事法なのです。

体質改善ならグルテンフリー　ダイエットなら糖質フリー

グルテンや小麦アレルギーではなくとも、グルテンの摂取は、便秘や下痢の他にも頭痛やめまい、疲労感、イライラ、抑うつなど多岐に及ぶ不快な症状が現れることがあります。これがグルテン過敏症です。

もしあなたがこれらの不調を抱えているなら過敏症の有無を病院で検査してみてください。

一方、糖質フリーは炭水化物を含む糖質をすべてカットする食事法のこと。グルテンフリーでは問題のない米粉を使ったパンも糖質フリーの観点においてはＮＧになります。ダイエットをメインで考えているのなら、グルテンフリーよりも糖質フリーに軍配があがるでしょう。

むくみの原因は、水分不足！

"むくみ"と聞くと、過剰に水分を摂り過ぎてしまったのでは、と心配する人がいますが、**むくみを引き起こす原因は体が水分不足に陥ったせい**、ということがわかっています。

まず "むくみ" とは、血液やリンパによって運ばれて排出されるはずの余分な水分や老廃物が細胞間に溜まっている状態のことです。水分不足になると、体が水分の排出を減らして必要な水分を体内に溜め込もうと働くのです。すると、老廃物を含んだ水まで体内に溜まり、むくみを引き起こします。

ご存知の通り、私たちの体の水分量は成人で約60パーセントにも及びます。水は生命維持のために必要不可欠であり、毎日、飲み物や食べ物から摂取して、尿や汗などとして体外へ排出し、循環させているのです。水分不足は、新陳代謝や血液の循環が鈍り、むくみやすい体質になってしまいます。

水を飲めば血糖値が下がる

血糖値を下げるためにも、水を飲むことは効果的です。血糖値が高いということは、血液の中に過剰な量のブドウ糖があるということです。水を飲むことで、単純に血中濃度を薄めることができる、というわけです。

水をたっぷり飲むことはダイエット効果も期待できます。さらに、水は細胞の新陳代謝も促してくれますから、若々しい体を維持することにも繋がるでしょう。

お勧めは1日2リットルほど水を飲むこと。珈琲やお茶、ジュースなどではなくミネラルウォーターを飲んでください。**ミネラルの一種であるバナジウムにはインスリンの効き目を高める働きがあります。**

1時間に1回程度、コップ1杯の水をこまめに摂取することを心がけましょう。

美しく痩せる、いつまでも若々しく！　食の新常識（美容＆ダイエット編）⑥

1日3食の常識を捨てる！　1日5食がこれからの常識!?

日本人の食事が1日3食になったのは、鎌倉時代に禅宗を広めた道元の教えがきっかけという説があります（諸説ありますが）。でも、これが私たちの体にとってベストな選択かといえば、「?」といえます。なぜかといえば人は食事の間隔や回数によって、脂肪が体に蓄えられやすくなったり、そうでなかったりすることがあるからです。

そこで**私がお勧めしたいのは、1日5食のライフスタイル**です。

1日の合計食事量はそのまま変えずに、食事の回数を3回から5回にするスタイルです。1回の食事量を3食の時よりも減らし、食事時間の間隔を短くすることで血糖値の急上昇を抑えることができます。同時に血糖値を正常に保つために分泌されるインスリンの追加分泌量も減らせるため、すい臓の負担を抑えることも可能になります。

1日5食スタイルを始めるコツは、1食で食べる量を減らして、朝食と昼食の間、昼食と夕食の間に、それぞれ軽食を取るイメージから始めてみてください。

■「朝食抜き」は脂肪を溜め込みやすい体になる

朝はギリギリまで寝ていたいから、**朝食を抜いて1日2食**にしている！という人はとても多いのではないでしょうか。しかしこれは、**脂肪を溜め込みやすい体の状態や体質を作る危険な行為**です。

朝食を抜くという行為は、前日の夕食から何も摂取していない状態を続けているということ。血糖値は低く、体はまるで「飢餓状態」です。

すると、体の防衛機能が働き、脂肪を溜め込みやすい状態になります。この状態で糖質を摂取すれば、血糖値の急上昇を招くことは逃れられません。

これを避けるには、空腹の時間をなくすことが大切。食事の回数を増やして血糖値を安定させてください。老化や病気の予防になります。

糖質はシミやシワ、ニキビの原因になる

いつまでも若く美しい肌でありたいと考えている人たちにとって大敵のシミ、シワ、くすみ。「年齢のせい」と一言で片付けていませんか？　最新の医学では、すでに肌老化の原因が判明しています。元凶は「AGEs」にありました。

AGEsとは、タンパク質や脂質がブドウ糖と結びついて劣化する「糖化」によって生成される物質のこと。小麦粉に砂糖、卵、牛乳を混ぜて焼くとこんがりキツネ色のパンケーキができますね。このキツネ色の部分が「糖化」です。

同じようなことが人間の皮膚で起こるとシミができコラーゲン層が劣化してシワになります。　人の体は水分以外のほとんどがタンパク質と脂質でできていて、糖を過剰に摂取すると体の中で糖化が起こり、AGEsが増えてしまうのです。

■ニキビや吹き出物も糖が原因!?

「ニキビができたのは脂っぽいものを食べ過ぎたから」この認識も間違いといってよいでしょう。ニキビとは、過剰な糖が中性脂肪に変わり皮膚に溜まっている状態のこと。糖の摂り過ぎなどによってＡＧＥｓが発生し、老化が促進されれば、血液循環が悪くなりニキビのできやすい肌になります。肌のターンオーバー周期も遅くなるため、ニキビ跡にもなりやすくなるでしょう。

これらの症状を防止するには、**ＡＧＥｓの溜まりにくい生活を心がける**ことが大切です。ＡＧＥｓを増やす原因になるのは、過剰な糖の摂取、強い紫外線を浴びる、タバコを吸う、ＡＧＥｓの多い食品を食べるの４つ。**ＡＧＥｓの多い食品は、焦げたものや揚げたもの**です。生のものが一番よく、煮る、焼く、揚げる、の順にＡＧＥｓは増えていきます。何を食べるか、どんな生活をするかで老いの進み方は変わります。将来のためにも、今できることから始めてはいかがですか？

※ AGEsとはタンパク質と糖が加熱されてできる物質。老化原因物質と考えられ「終末糖化産物（Advanced Glycation End Products）と呼ばれる。

美しく痩せる、いつまでも若々しく！ 食の新常識（美容&ダイエット編）⑧

人工甘味料は砂糖よりも危ない!?

「カロリーゼロ」に惹かれて、利用している人の多いであろう人工甘味料ですが、最近では、砂糖の代替としてジュースやスイーツの他、減塩食品や加工肉にも使用されています。しかし、それらは**健康被害を及ぼす食品**の恐れがあります。というのは人工甘味料の代表格のアスパルテーム、アセスルファムカリウム、スクラロース入りの食品は、摂取することで**水を飲んだ時よりも血糖値が上がり、大量のインスリンが分泌される**という報告があるからです。

また**人工甘味料によって腸内細菌のバランスが崩れ**、インスリンがブドウ糖を処理する能力である「耐糖脳」の働きが落ちてしまうという報告もあります。カロリーはゼロなのにもかかわらず、肥満や糖尿病を招いてしまう恐れがあるというのです。

人工甘味料"中毒"や腸に穴が開く恐れも

人口甘味料によって、腸内細菌のバランスが崩れると様々な症状が起こります。中でも恐ろしいのは**「リーキーガット症候群」**でしょう。

リーキーガット症候群とは、本来体に必要なものだけを吸収し、不要なものを排出する**腸に穴が開く**ということ。体に入れてはならない、毒素や細菌、未消化の食べ物などが血液中に侵入し、全身にまわってしまうのです。すると、人の体は**クローン病やアトピー、アレルギー、関節炎、鬱病**など未知数の不調が現れます。

さらに、**人工甘味料には依存性がある**こともわかっています。砂糖の200倍以上の甘みを持つ人工甘味料に慣れてしまうと、甘みに対する感覚が鈍ってしまうというのです。摂取することで、脳の神経中枢にも作用して快楽物質ドーパミンを分泌させてしまい、脳の「もっと欲しい！」という欲求が高まり、中毒症状を引き起こしてしまいます。砂糖の代わりに、安易に利用するにはあまりにもリスクが高いと思いませんか？

美しく痩せる、いつまでも若々しく！　食の新常識（美容＆ダイエット編）⑨

間違ったダイエットで認知症になる！

日本人の長寿化はどんどん進み、多くの人がアンチエイジングに関心を持つようになりました。見た目の若々しさは、生きるモチベーションにもなるでしょう。

でも、それ以上に多くの人が不安に思うのは、脳の老化「認知症」を防ぐことなのではないでしょうか。実は「見た目を若々しくしたい」と始める**自己流の糖質制限ダイエットは、認知症の発症リスクを高める**恐れがあります。

確かに糖質を抜くと体重がスッと落ちますし、糖尿病予防などの効果があります。栄養管理者や医師の指導のもとで行うなら問題はありません。**要注意なのは自己流**で糖質を絶つ食生活を実践している人です。脳のエネルギー源は、通常、糖が分解されてできるブドウ糖だけだということを忘れないでください。

糖質制限は、動脈硬化を発症する恐れも！

極端な糖質制限により、脳に十分な栄養が行き渡らなくなると認知症のリスクが高まります。また、自己流の糖質制限は、主菜を多く食べるようになりがちです。揚げ物や炒め物を多く食べると、塩分や脂質を過剰に摂取することになりかねません。

認知症には、血管性認知症とアルツハイマー型認知症がありますが、**血管性認知症は動脈硬化が主な原因で起こる認知症**です。揚げ物などで、飽和脂肪酸を摂り過ぎると血中の悪玉コレステロールが増え、血液の流れを悪くし、動脈硬化を引き起こす確率が上がります。結果、血管性認知症を発症するリスクとなります。動脈硬化は、体をどんどん老化させ心筋梗塞などの生活習慣病の原因にもなります。**自己流で何かを一切食べない極端な食生活というのはよくない**、というわけです。

大切なのは偏りなく栄養バランスの良い食事を心がけること。それが見た目の若々しさと認知症予防にも繋がります。

美しく痩せる、いつまでも若々しく！　食の新常識（美容＆ダイエット編）⑩

野菜ジュースではなく、野菜を食べよう

「1日分の野菜・ビタミンが摂れる」などと記載されたジュースをよく見かけます。手軽に野菜が摂れて健康的だと思い、サラダ代わりに飲んでいる人も多いかもしれません。ですが、この**野菜不足を補うための野菜ジュースは、健康を害してしまう危険があります**。注意が必要です！

まず、野菜ジュースは、無糖タイプ以外には糖質が含まれています。口当たりをよくするために食物繊維（不溶性食物繊維）の多くは取り除かれ、商品化するために加熱します。すると、ほとんどのビタミンは壊れてしまいます。

ジュースによっては、ビタミンやミネラルを香料などと一緒に後から食品添加物などで補っているものもあります。期待する食物繊維やビタミンなどは、野菜ジュースで

補うためには大量の野菜ジュースを飲まなくてはならないという結果に。すると当然、糖質の過剰摂取に陥る危険性が増すというわけですね。

糖尿病のリスクも高まる

野菜ジュースには、およ10〜30グラム（1本）の糖質が含まれています。人参など根菜類の含まれる野菜ジュースは比較的糖質が高いようです。

一方、白米1膳（150グラム）に含まれる糖質の量は約55グラムです。いかがですか、健康を信じて野菜ジュースを飲んでも、ごはん半膳分とあまりかわらない糖質の量なのです。もし、食べる順番は野菜が先と信じ、野菜の代わりに野菜ジュースを飲んだり、空腹時に野菜ジュースを飲み過ぎると、当然糖質の過剰摂取になり、血糖値は急上昇することになってしまいます。

すると、もちろん**肥満や糖尿病のリスクは高まります**。野菜は生の固形のものを、できれば両手のひらいっぱい（目安）の量を毎日摂るようにしましょう。

美しく痩せる、いつまでも若々しく！　食の新常識（美容＆ダイエット編）⑪

要注意！　ショウガで体が冷える!?

皆さんは"ショウガは体を温めてくれる食べ物"そんな風に思っていませんか？**ショウガは加熱することで成分が変わる特徴を持っています**。食べ方次第では、体を温めるどころか冷やす作用も持っているのです。冷え性の人など、間違った認識や感覚を持っているのだとしたら改めてください。

生のショウガには、「**ジンゲロール**」という辛味成分が含まれ、**体の深部を冷やす作用**があります。食べた瞬間は体の表面や末端がポカポカ温かくなるものの、その後体の深部が冷えていきます。

ジンゲロールには、**強い殺菌作用、解熱、免疫細胞活性化作用がある**ため、夏バテや肉体疲労などの時にはお勧めの食材です。

冷え性の人は温めて。でも、食べ過ぎには注意

ショウガを100度以下で加熱したり、蒸すことによってジンゲロールは「**ショウガオール**」という成分に変化します。

こちらは内臓の血行を促進させるなど、体を芯から温めてくれる作用がある成分です。**消化器官を刺激し、血管を拡張、血流の流れを高めて体内で熱を作り出してくれる働き**をします。

冷え性の人には、抜群に効果を発揮する成分というわけですね。

そもそも、ショウガは体に与える効能が高いため、刺激が強い食物です。過剰なショウガの摂取は胃腸を荒らしたり、腹痛やアレルギーなどの発症リスクもあるため、気をつけるようにしてください。**1日の摂取目安は5グラム。スライスだと6枚、すりおろしだと小さじ1杯程度**です。食べる時は適量を守り、健康に最大限の効果を発揮させてください。

美しく痩せる、いつまでも若々しく！　食の新常識（美容＆ダイエット編）⑫

骨付き肉はダイエットに有利

肉を食べる時、体脂肪率が気になる人、肥満を解消したい人は、できるだけ骨付きの肉を選ぶことでダイエット効果がアップする可能性があります。

骨付きの肉を食べるなんて、ダイエットの常識とはかけ離れている……などと思う人は、本書の第1章を思い返してください。そもそも肉は肥満の原因にはなりにくい食品です。ですから、体脂肪を減らしたいという人が骨付き肉をガッツリ食べても、なんの問題もありません。

しかも、骨付き肉を食べることには、骨のない部位を食べる際とは異なるダイエット向けのメリットが2つあります。

ひとつは、**骨なし肉よりも食べる手間がかかる**ため、時間をかけて食べることになるという点。ご存知のとおり、人は物をよく噛むことで満腹中枢が刺激されて食欲が抑制されます。この満腹中枢が働き始めるまで20分はかかりますので、骨を掴んでかぶりついたり、骨を全部外してから急いで食べるのはＮＧです。

ポイントは食べるスピードです。

視覚情報もダイエットに取り入れる！

骨付き肉がダイエットに役立つもうひとつの理由は、見た目にボリューム感があること。ボリューム感のある料理を見ただけでも、**脳は視覚から満足感を得て食欲にブレーキをかけられる**のです。

視覚と食欲の関係性は様々な研究がされている分野です。色彩心理学の世界では、暖色系の色は食欲を増進させ、寒色系の色は食欲を減退させるといわれています。

骨付きの肉を食べながら、寒色系のお皿とランチョンマットを使う……といった具合に、目から得る情報も取り入れながら理想の体型を目指しましょう。

美しく痩せる、いつまでも若々しく！　食の新常識（美容&ダイエット編）⑬

早食いは、口臭を引き起こす！

昨今、パワーハラスメントやセクシャルハラスメントとともに注目されている「**スメルハラスメント**」。体臭などの臭いによるハラスメントのことを指します。

人は他人の臭いには敏感でも、自分の臭いには鈍感になりやすい特性があります。なかでも口臭は、自分では気づきにくい反面、臭っていると相手を不快にさせ、あなたへの印象に悪影響も与えかねません。

口臭の原因は様々ありますが、**早食いによっても発生**することがわかっています。早食いはよく噛まずに飲み込んでしまうため、唾液の分泌や質が低下します。**唾液は殺菌、洗浄作用があり、口の中の殺菌をする重要な役割**を持つため、唾液が減ると口の中が不衛生になり口臭の原因になってしまいます。

■歯周病は糖尿病になる恐れも高まる

他にも、唾液の量が減ると**虫歯や歯周病、口内炎**などその他の病気を引き起こす恐れがあります。近年は**歯周病を放置したままでいると、糖尿病や動脈硬化、心臓血管疾患のリスクを高めると考えられています。**

唾液をしっかり分泌させるためには、**咀嚼とストレスケア**が大切です。人はストレスを感じ緊張状態に陥ると交感神経が優位になり、口の中がカラカラに乾いてしまいます。食事は時間をかけて食べるようにしましょう。ゆっくりと顎を動かすことは、副交感神経を優位にし、リラックス作用も得られます。

食事は、咀嚼回数を増やす食物繊維を多く摂るようにしてください。海藻などネバネバとした**「ムチン」を含む食材は唾液分泌と消化を促します。**

他にも梅干しが効果的。クエン酸が口の中を殺菌し、酸味が唾液分泌を促進します。

朝食でこれらを取り入れれば口の中がさっぱり！　よい1日のスタートです。

夕方の間食はダメ！ 太りやすい！

昼食が消化され、だんだんお腹が空いてくる夕方は「夕飯前に、もうひと頑張りしよう！」とケーキやスナック菓子などの間食をする人が多いのではないでしょうか。実はこの時間帯、ダイエットをしている人は注意が必要です。摂取するものによっては、太りやすい体質になってしまう恐れがあるからです。

人の体内は、時間によって身体活動の度合いが変わります。これは体内リズムを正常に機能させるための遺伝子の一種「ビーマルワン（BMAL1）」の働きによるもの。ビーマルワンとは、体内に脂肪を溜め込む作用のある物質で、別名「脂肪遺伝子」とも呼ばれています。体内にビーマルワンが多い時間帯に食事を摂ると、体に脂肪が蓄積されやすくなります。

間食は午後2時～4時の間にしよう

1日のうちで、もっとも**ビーマルワンの分泌量が低い時間帯は、午後2時～4時。**そのあとは、脂肪を溜め込もうとする作用で上がっていきます。

つまり、ケーキを1個食べるとしても午後3時に食べるのと夕方の6時過ぎに食べるのとでは、太りやすさに大きな違いが出るというわけです。

さらに、昼食が足りずにお腹が空き過ぎてしまっている場合、夕方の間食をやめたほうがよい理由はもう1つあります。このタイミングでケーキやお菓子など高脂肪、高カロリーのものを食べてしまうと血糖値の急上昇を招いてしまうのです。肥満や糖尿病になる確率をグッと上げてしまいます。

日本の風習で**「3時のおやつ」**がありますが、これはとても理にかなった先人の知恵だったのですね。小腹が空いてもこの時間帯であれば、太りにくいでしょう。もちろん、太りにくいといっても糖質の摂り過ぎには注意しましょう！

夜、食べるとなぜ太ってしまうのか

「夜、食べると太りやすい」とよくいわれていますね。これも前項で触れた「ビーマルワン」が関係しています。ビーマルワンの量は、**午後2時～4時前後が最低値で夜になるほど多くなり、午後10時～午前2時に最も多くなる特徴があります**。最小と最大の差はなんと**20倍以上**。つまり、ケーキを午後3時に食べるのではなく深夜に食べる場合、20倍以上脂肪が付きやすい状態になっているというわけです。

他にも、夜になると自律神経が副交感神経優位になることも理由になります。リラックス状態になると代謝が抑制され、脂肪を溜め込みやすくなってしまうのです。人間の遺伝子は進化の中で「**夜は体を休めて脂肪を溜め込む**」という仕組みが備わっているというわけです。

体内時計のバランスを整えよう

ビーマルワンの性質を理解し、体内時計のリズムに合わせて食事すれば、我慢をせずに太りにくい食事を取ることができます。ただし、それは規則正しい生活をしている人に限ったことだといえます。

現代人は不規則な生活によって体内時計が乱れがちです。朝起きるのが遅かったり、不規則な生活を送っていると体内時計が乱れてしまいます。

すると、ビーマルワンの最小分泌時間や最大分泌時間がずれてしまうだけでなく、**1日中ビーマルワンが大量に分泌され続けてしまう恐れがあります**。いつ何を食べても太りやすい体になる危険性が高まるのです！

体内時計を整えるコツは太陽の光にあります。朝はきちんと早く起きて朝日を浴びましょう。午後11時頃には寝て、朝は午前7時頃に起きることがベスト。体内時計を整えることは、ダイエット成功の近道にもなりますよ。

美しく痩せる、いつまでも若々しく！　食の新常識（美容＆ダイエット編）⑯

温かい飲み物で、冷えを招く⁉

手足が冷えたり、肩が凝ったり、お腹を壊したり……。冷えの感じ方は人それぞれ。

「冷えは万病の元」ともいわれています。

体温が下がると血流が悪くなり、体は内臓から冷え、全身に悪影響が及ぶ恐れがあります。近年では、**がん、脳血管障害、心臓疾患、貧血など多くの病気の根源には「冷え」がある可能性が注目**されているのです。

とくに、女性は冷え性で悩む人が多いので、意識的にホットドリンクを飲んでいる人もいるのではないでしょうか。

しかし、コーヒーや紅茶は、たとえホットであっても体を冷やしてしまう恐れのある飲み物なのです。その原因は、**カフェインと砂糖**にありました。

カフェインと砂糖は体を冷やす？

コーヒーや緑茶に含まれる**カフェインは体を冷やす作用**があります。利尿作用も強いため、体に溜まっている熱が尿として外に排出され体温を下げてしまうのです。

さらに、コーヒーの原産地は熱帯・亜熱帯地域。**南国で育った作物は総じて体を冷やす特徴がある**ことを覚えておいてください。

ふたつ目の理由は砂糖です。**糖も体を冷やす特性があります。**紅茶に砂糖を入れたり、紅茶と一緒にケーキを食べることで、体をより冷やすことになってしまう可能性があります。

どうしてもコーヒーや紅茶が飲みたい人は、**体を温めるタンパク質が豊富な牛乳を入れて飲む**ようにしてください。カフェインレスコーヒーもよいでしょう。

紅茶派の人にお勧めなのはハーブティです。ハーブティは体質改善効果も期待できますし、体を温めるタイプもあります。

果物は太りにくい……はウソ!?

果物はビタミンが豊富で、糖質たっぷりのケーキやスイーツと比べてヘルシーなイメージを持つ人も多いでしょう。確かに果物は様々なビタミンや酵素、食物繊維などを多く含み、ポリフェノールを始めとする植物由来の抗酸化物質によるアンチエイジング作用が期待できます。積極的に摂るべき食材の一種です。

しかし、果物には果糖が多く含まれています。食べ方を間違えれば、肥満に向かって一直線の危険な食べ物でもあるのです。

糖質の中でも果糖を多く含んでいる果物は、ブドウ糖を多く含む食品と比べると血糖値を上昇させにくい性質があります。しかし、**血糖値をまったく上昇させないわけではありません。** 食べ過ぎれば、糖質の過剰摂取になってしまいます。

■ フルーツで脂肪肝になる!?

果糖の摂り過ぎは、肝臓で中性脂肪になり蓄積されていきます。それは、血液中に含まれる脂肪が一定基準よりも多くなり、**動脈硬化や心筋梗塞、脳卒中などのリスクが高くなる脂質異常症のリスク**になります。

糖尿病の人は、とくに注意してください。

果物を食べて摂取する果糖ではなく、清涼飲料水などに含まれる果糖も注意してください。食物繊維が少ない上、コーンシロップを原料に作られた果糖を含む「果糖ブドウ糖液糖」という甘味料の大量摂取は、思春期など若年層を中心に肥満を増大、とくにアメリカなどで深刻な問題となっています。

ちなみに、同じくアメリカのマウスを使った研究で、果糖とブドウ糖の餌でどちらが体重や体脂肪が増えるかという検証実験をした結果、果糖を含む餌を食べたマウスのほうが体重や体脂肪が増えたそうです。マウスでの結果ですが、果糖を中心とした食事環境は、肥満、健康被害の恐れがあるので、大量摂取はやめたほうがよさそうです。

ダイエットで味覚障害になる？

私たちが口に入った食べ物の味を感じ取れるのは、舌や軟口蓋（口腔上壁）にある、「味蕾（みらい）」という器官のおかげです。人の舌には、約一万個の味蕾があります。

この味蕾を正常に働かせるためには**亜鉛が必要**になります。もし亜鉛不足になってしまえば、味をはっきりと感じ取れなくなる恐れがあるのです。

もし、いつも食べている食物の味が変であったり、味が感じられなくなってしまったら……。それは間違ったダイエットのせいかもしれません。

厚生労働省が推奨する亜鉛の摂取量は、成人の場合、男性10ミリグラム、女性8ミリグラムです。しかし、日本人の亜鉛摂取量はこの量を下回りがちです。

とくにダイエットを行っている人の場合、食事の総量を減らすことによって栄養素の摂取量が減ってしまっている恐れがあります。もし亜鉛の摂取量が少なければ、味覚障害に陥ってしまう危険性があるというわけです。

亜鉛は豊富な食材で味覚を守る！

亜鉛は**牛肉や豚レバー、牡蠣やナッツ類**などに多く含まれています。これらの食品をしっかり食べて、バランスよく他の栄養素も摂っていれば、亜鉛不足による味覚障害は避けられるはずです。

とくに飲酒の後は、積極的に亜鉛を摂るようにするとよいでしょう。アルコールを摂取すると、体内から亜鉛の排出が促されてしまうからです。

逆に亜鉛を摂り過ぎると、鉄や銅の摂取が阻害されるという研究もあります。サプリなどで亜鉛ばかりを摂ると、ミネラルバランスが崩れるので避けましょう。

亜鉛は、皮膚や爪の美しさを保つためにも役立ちます。味覚を守り、肌や爪の健康を維持するためにも、亜鉛が不足するようなダイエットはやめるようにしましょう。

美しく痩せる、いつまでも若々しく！　食の新常識（美容&ダイエット編）⑲

塩辛い料理はダイエットの敵

ミートファーストを実践し、糖質も抑え、食物繊維を摂り、適度な運動も心がけているのに、なぜか太る？　その原因に、塩分の摂り過ぎがあるかもしれません。

塩分の摂り過ぎは、高血圧など生活習慣病の原因になるイメージがありますが、**ダイエットにとっても、塩辛いものは避けるべきです**。

塩分にはカロリーはありません。でも、塩分の摂り過ぎは太る原因になる理由があります。それは、塩辛いものを食べた時に喉が乾く理由に繋がります。

人の体は塩分過多の状態になると、その濃度を均等に保とうとします。それを**「浸透圧」**というのですが、この働きによって腎臓の働きをコントロールして水分の排出を防ごうとします。喉が渇き、水分を摂取しているのに、体が水分を溜め込もうとすれば当然体はむくみます。

慢性的なむくみは、常に塩分の濃い食事が原因の場合もあるのです。

■塩分摂取→むくみ→肥満のしくみ

体がむくむと、代謝が悪くなり、糖質などがエネルギーとして使われず脂肪となって太りやすくなります。

また、**塩辛いものは食欲を増進させる作用**があります。塩辛い主菜や副菜のおかげで、ついつい白米をお代わりしてしまう……という経験がある人も多いと思いますが、これは味覚の影響だけではありません。マウスを使った実験でも、塩分の多いエサを与えられたマウスは食欲が増加したという報告があります。

ところで、むくみ改善で**お勧めしたい食物にスイカ**があります。スイカにはカリウムが含まれていて塩分の排泄を促します。また、シトルリンというアミノ酸も含まれ、利尿作用、腎臓病の予防、血管を若返らせる効果があります。

美しく痩せる、いつまでも若々しく！ 食の新常識（美容&ダイエット編）⑳

老け顔の人は、長生きできない？

老け顔の人は健康に重大なハンディがあり、早死にする危険性が高いという衝撃の研究結果があり、**老けて見える人のほうがそうでない人よりも7年後の死亡率が高い**ことがわかっています。

本書130ページでも触れましたが、その大きな理由が、体の中に蓄積された老化物質AGEsです。顔が老けて見えるポイントは、①目尻のシワ　②下まぶたのシワ　③口元のシワ　④ほうれい線　⑤顔全体のたるみなど、これらの原因のほとんどがAGEが引き起こすもの。**老けて見える顔こそ、AGEsが蔓延している証拠**なのです。

若い肌の細胞間には、コラーゲンがたっぷりとあり、その弾力性を発揮し、皮膚にハリが生まれ、若々しく見えます。筋肉や骨も同様にしなやかさが失われません。ところが、この大切なコラーゲンをＡＧＥｓに変化させていまうのは糖質なのです。

若さの秘密、コラーゲンをＡＧＥｓから守れ！

コラーゲンなどタンパク質は糖質が合成することで変化し、まるで古いゴムのようになってしまいます。しなやかな状態をカチカチな状況に変化させ、肌、筋肉、骨、血管などが老化し、**心筋梗塞、脳梗塞、動脈硬化などの病気を引き起こす**のです。それを防ぐためには、やはり血糖値を上げないこと。また、ＡＧＥｓをできるだけ摂取しないこと（１３０ページ参照）です。

ちなみに、**食材のＡＧＥｓを溜めないコツ**は、１００度以下の温度での蒸し料理です。肉や魚を焼く場合でもその前に低温で蒸しておきましょう。その後に短時間で焼けば、ＡＧＥｓの発生は随分抑えられるはずでしょう。

また、玉ねぎの皮（茶色い部分）には**ケルセチン**が含まれ、ＡＧＥｓを抑制する働きが期待できます。野菜の出汁などに入れて利用してみてください。

食べたら光に当たってはいけない！

皆さんは「光毒性」という言葉をご存じですか？

光毒性とは、紫外線に過敏に反応し肌にダメージを与える性質のことです。このやっかいな成分は、果物や野菜の中に含まれる「ソラレン」という物質です。

このソラレンを含む食材を食べると、紫外線への過剰反応が起こって肌のメラニン細胞を刺激します。その結果、メラニン色素が増加して、肌の炎症を増長させて色素沈着、シミやソバカスを引き起こすというわけです。

柑橘類を食べた後も、紫外線を浴びないよう注意が必要です。日差しの強い季節はとくに、朝、柑橘類を食べてから出かけるのは避けたほうがよいでしょう。

いつまでも若々しく、美しく歳を重ねるためには肌の健康が大切です。そのためには、やはり紫外線に気をつけるべきなのです。

■柑橘類を食べた後、紫外線に当たらないで！

ソラレンが肌で作用するのは食後2時間程経過してから。個人差はあるものの、その後数時間は持続します。

以下にソラレンが含まれる食材を紹介します。

●果物…レモン、オレンジ、グレープフルーツ、キウイ、アセロラなど
●野菜…きゅうり、パセリ、セロリ、シソなど

また、柑橘系のエキスが含まれたエッセンシャルオイルも、肌に塗った後、太陽の光に当たると、食べた時と同様に光毒性の被害を受けてしまいます。

ただし、いくらソラレンの光毒性が強いといっても、柑橘系果物などに含まれるビタミンCなどは、私たちにとって欠かせない栄養素です。食べないのではなく、食べる時間帯を工夫して摂取するようにしてください。

あとがき

健康を害して初めて、その大切さや価値を知ったという話をよく耳にします。なぜ予防をしなかったのか、なぜ病気を侮ってしまったのかと、後悔する人はとても多いのです。

現代人は間違いなく忙しすぎます。そのような中で、健康管理をすることがいかに大変なことか、それもよく理解できます。本書はそのような忙しい人でも簡単に、毎日実践できる「ミートファースト食事術」や「食の最新常識」を解説してきました。

医学や科学、栄養学は日々、飛躍的な進歩を続けています。数年前の健康常識は通用しないどころか、かえって健康を阻害するケースも少なからずあるのです。

このような状況の中、本書で得た最新の食知識を生活の中に取り入れ、皆さんが健やかで美しい毎日を過ごせることを、心より願っております。

日比野佐和子

参考文献

『これだけで若返りは可能です。』　日比野佐和子（東洋経済新報社）
『39種類のダイエットに失敗した46歳のデブな女医はなぜ1年間で15kg痩せられたのか？』　日比野佐和子（マガジンハウス）
『習慣力で若返る！40歳からのアンチエイジング事典』　日比野佐和子（世界文化社）
『医師が実践する 超・食事術 エビデンスのある食習慣のススメ』　稲島司（冬樹舎）
『医師が信頼を寄せる栄養士の糖質を味方にするズルイ食べ方 人生を守る「足し算食べ」BEST100』　足立香代子（ワニブックス）
『医者が教える最強の食事術』　白澤卓二（宝島社）
『医者が教える食事術 最強の教科書 ―20万人を診てわかった医学的に正しい食べ方68』　牧田善二（ダイヤモンド社）
『体を悪くする やってはいけない食べ方』　望月理恵子（青春出版社）
『健康常識100のウソ 間違いだらけの「家庭の医学」』　三石巌（幻冬舎）
『最強の健康法 世界レベルの名医の「本音」を全部まとめてみた 病気にならない最先端科学編』　ムーギー・キム、名医・専門家オールスターチーム（SBクリエイティブ）
『最強の健康法 世界レベルの名医の「本音」を全部まとめてみた ベスト・パフォーマンス編』　ムーギー・キム、名医・専門家オールスターチーム（SBクリエイティブ）
『世界一シンプルで科学的に証明された究極の食事』　津川友介（東洋経済新報社）
『世界の研究者が警鐘を鳴らす「健康に良い」はウソだらけ 科学的根拠が解き明かす真実』　稲島司（新星出版社）
『糖尿病、認知症、がんを引き起こす血糖値スパイクから身を守れ！』　ＮＨＫスペシャル取材班（宝島社）
『疲労も肥満も「隠れ低血糖」が原因だった！「肉から食べる」と超健康になる』　溝口徹（マキノ出版）
『老けない人はこれを食べている』　牧田善二（新星出版社）
『まだ間に合う！ 40歳からの食べても食べても太らない食べかた』　土井里紗（日東書院本社）
『やせたければ脂肪をたくさんとりなさい ダイエットにまつわる20の落とし穴』　ジョン・ブリファァ、〈監修〉江部康二、夏井 睦、〈翻訳〉大田直子（朝日新聞出版）

この他、各省庁、研究機関が公表しているデータを参考にしています。

大阪大学臨床遺伝子治療学講座
特任准教授／医師　日比野佐和子

日本抗加齢医学専門医（アンチエイジング専門医）、医学博士。医療法人康梓会Y's サイエンスクリニック統括院長、大阪大学大学院医学系研究科臨床遺伝子治療学 特任准教授、世界中医薬学会連合会（WFCMS）理事、アジア・オセアニア抗衰老促進協会理事長。内科医、皮膚科医、眼科医、アンチエイジングドクター（日本抗加齢医学会専門医）。同志社大学アンチエイジングリサーチセンター講師、森ノ宮医療大学保健医療学部准教授、（財）ルイ・パストゥール医学研究センター基礎研究部アンチエイジング医科学研究室室長などを歴任。アンチエイジングにおいて第一人者的な立場として、基礎研究から最新の再生医療の臨床にいたるまで幅広く国際的に活躍するとともに、テレビや雑誌等メディアでも注目を集める。

最新《さいしん》医学《いがく》で証明《しょうめい》された最高《さいこう》の食事術《しょくじじゅつ》
ベジファーストは過去《かこ》の常識《じょうしき》
ミートファーストで本物《ほんもの》の健康体《けんこうたい》へ！

2018年10月10日　第1刷発行

著　者 ―― **日比野佐和子《ひびのさわこ》**
発行者 ―― **川端下誠／峰岸延也**
編集発行 ― **株式会社　講談社ビーシー**
〒112-0013 東京都文京区音羽 1-2-2
電話 03-3943-6559（書籍出版部）
発売発行 ― **株式会社　講談社**
〒112-8001 東京都文京区音羽 2-12-21
電話 03-5395-4415（販売）
電話 03-5395-3615（業務）
印刷所 ―― **豊国印刷株式会社**
製本所 ―― **牧製本印刷株式会社**

本書のコピー、スキャン、デジタル化等の無断複製は著作権法上での例外を除き、禁じられています。本書を代行業者等の第三者に依頼してスキャンやデジタル化することはたとえ個人や家庭内の利用でも著作権法違反です。
落丁本、乱丁本は購入書店を明記のうえ、講談社業務宛にお送りください。送料は小社負担にてお取り替えいたします。
なお、この本についてのお問い合わせは、講談社ビーシー書籍出版部までお願いいたします。
定価はカバーに表示してあります。
ISBN 978-4-06-512792-6
©Sawako Hibino 2018
Printed in Japan